JN302646

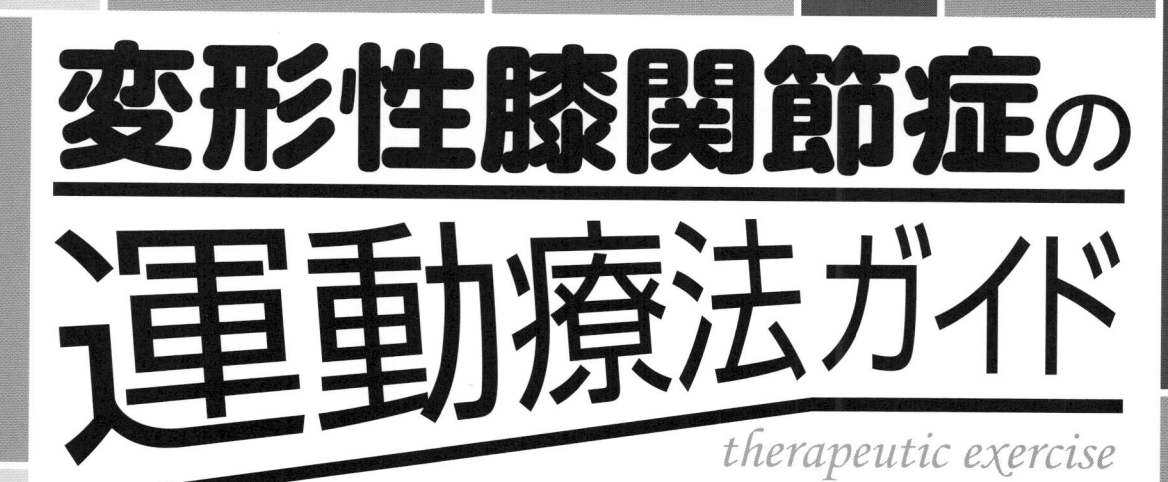

変形性膝関節症の運動療法ガイド

therapeutic exercise

保存的治療から術後リハまで

編者 **千田益生** 岡山大学病院総合リハビリテーション部部長／教授

序文

　変形性膝関節症（膝OA）は国内に約1,000万人の患者がいると言われています。整形外科領域での有病率は腰痛に次いで第2位です。しかし，患者数の割りに，保存的治療から手術的治療までトータルに記載されていて，知識を整理することのできる書籍は意外と少ないと思います。

　本書は「最新の内容」を「わかりやすく」ということをモットーに，診断・評価をはじめ，運動療法を中心とした保存的治療，そして手術的治療の適応・手技，および術後リハビリテーションと，膝OAについて一通り学べるよう構成されています。

　まず各章の内容を俯瞰できるように，各扉にはその章の概要をまとめました。さらに各項目では，重要点を把握できるように，冒頭にpointを呈示しました。実際に治療に携わっている医師やコメディカルの皆様には，最新の知識として十分読み応えのある内容だと思います。また，興味のある学生さんや一般の方々にも理解して頂けるよう，イラストやシェーマをふんだんに盛り込んであります。

　執筆は，各分野でいま最も中心的に仕事をなさっている先生方にお願いしました。本書を通読して頂ければ，膝OAの最新の知識がupdateでき，明日の臨床に役立つことと確信しています。

2014年春　千田益生

目次

第1章　変形性膝関節症とは？ ……… 1
1. 変形性膝関節症の定義 ……… 2
2. 変形性膝関節症の病因 ……… 4
3. 評価 ……… 6
4. 変形性膝関節症に関連した解剖学・組織学 ……… 11
5. 変形性膝関節症におけるバイオメカニクス ……… 18
6. 変形性膝関節症の疫学 ……… 24

第2章　変形性膝関節症の診断 ……… 31
1. 症状・理学所見 ……… 32
2. 画像所見 ……… 37
3. 鑑別診断 ……… 42

第3章　変形性膝関節症における生活指導 ……… 47
　　日常生活動作に対する生活指導 ……… 48

第4章　変形性膝関節症の運動療法 ……… 53
1. 運動療法の適応，基本的な注意事項，運動強度 ……… 54
2. 運動療法のエビデンス ……… 62
3. 変形性膝関節症の運動療法の実際 ……… 69
4. 推奨される運動療法 ……… 76
5. Closed Kinetic Chain エクササイズ ……… 88
6. ハイブリッドトレーニングシステム ……… 94
7. 電気刺激療法 ……… 100
8. 運動療法の禁忌 ……… 110
9. 運動療法がなぜ変形性膝関節症に有効なのか ……… 115

第5章　変形性膝関節症の薬物療法 ——— 123
1. 各種薬剤の有効性と課題 ——— 124
2. 骨粗鬆症 ——— 138

第6章　変形性膝関節症の装具療法 ——— 145
1. 膝装具 ——— 146
2. 足底板 ——— 149
3. 歩行補助具 ——— 152

第7章　変形性膝関節症の物理療法 ——— 155
温熱療法の実際 ——— 156

第8章　変形性膝関節症の手術療法 ——— 163
1. 変形性膝関節症における保存的治療の限界・手術的治療の適応 ——— 164
2. 高位脛骨骨切り術 (opening wedge法) ——— 169
3. 人工膝関節全置換術 (TKA) ——— 176
4. 人工膝関節単顆置換術 (UKA) ——— 181

第9章　変形性膝関節症の術前・術後リハビリテーション法 ——— 187
1. 術前評価 ——— 188
2. クリニカルパス ——— 192
3. 術前・術後リハに関する提案・推奨事項 ——— 195
4. 術後リハの危険性 ——— 203

第10章　変形性膝関節症とロコモティブシンドローム ——— 211
変形性膝関節症の早期発見・治療とロコモティブシンドロームの予防 ——— 212

索引 ——— 214

執筆者一覧

編著者

		担当項目
千田益生	岡山大学病院 総合リハビリテーション部 部長/教授	4章⟨2⟩⟨3⟩⟨4⟩⟨9⟩ 9章⟨3⟩⟨4⟩

執筆者（執筆順）

		担当項目
冨岡正雄	大阪医科大学総合医学講座 リハビリテーション医学教室 講師	1章⟨1⟩⟨2⟩
仲野春樹	大阪医科大学総合医学講座 リハビリテーション医学教室 助教	1章⟨1⟩⟨2⟩
佐浦隆一	大阪医科大学総合医学講座 リハビリテーション医学教室 教授	1章⟨1⟩⟨2⟩
石田健司	高知大学医学部附属病院 リハビリテーション部 病院教授	1章⟨3⟩
西田圭一郎	岡山大学大学院医歯薬学総合研究科 人体構成学分野 准教授	1章⟨4⟩
建内宏重	京都大学大学院医学研究科 人間健康科学系専攻 助教	1章⟨5⟩
市橋則明	京都大学大学院医学研究科 人間健康科学系専攻 教授	1章⟨5⟩
吉村典子	東京大学医学部附属病院 22世紀医療センター 関節疾患総合研究講座 特任准教授	1章⟨6⟩
津村　弘	大分大学医学部 整形外科学教室 教授	2章⟨1⟩
大森　豪	新潟医療福祉大学健康科学部 スポーツ学科 教授	2章⟨2⟩⟨3⟩
浅見豊子	佐賀大学医学部附属病院 リハビリテーション科 診療教授	3章
清水五弥子	川崎医科大学リハビリテーション医学教室 臨床助教	4章⟨1⟩
椿原彰夫	川崎医科大学リハビリテーション医学教室 教授	4章⟨1⟩
目谷浩通	川崎医科大学リハビリテーション医学教室 講師	4章⟨1⟩
河村顕治	吉備国際大学大学院保健科学研究科 教授	4章⟨5⟩
松瀬博夫	久留米大学病院 リハビリテーション部 講師	4章⟨6⟩
志波直人	久留米大学医学部 整形外科学教室 主任教授	4章⟨6⟩, 9章⟨1⟩⟨2⟩
長谷川　聡	京都大学大学院医学研究科 人間健康科学系専攻 助教	4章⟨7⟩
堅山佳美	岡山大学病院 総合リハビリテーション部 助教	4章⟨8⟩
内尾祐司	島根大学医学部 整形外科学教室 教授	5章⟨1⟩
萩野　浩	鳥取大学医学部 保健学科 教授	5章⟨2⟩
大槻亮二	鳥取大学医学部附属病院 整形外科 講師	5章⟨2⟩
出家正隆	広島大学大学院医歯薬保健学研究院 総合健康科学部門保健学専攻 運動器機能医科学 教授	6章⟨1⟩⟨2⟩
石島旨章	順天堂大学大学院医学研究科 整形外科・運動器医学 准教授	6章⟨3⟩
池田　浩	順天堂大学大学院医学研究科 整形外科・運動器医学 先任准教授	6章⟨3⟩
金子和夫	順天堂大学大学院医学研究科 整形外科・運動器医学 教授	6章⟨3⟩
髙橋謙治	日本医科大学大学院医学研究科 整形外科学教室 准教授	7章
齋藤知行	横浜市立大学大学院医学研究科 運動器病態学（整形外科）教授	8章⟨1⟩⟨2⟩
熊谷　研	横浜市立大学大学院医学研究科 運動器病態学（整形外科）講師	8章⟨1⟩⟨2⟩
阿部信寛	川崎医科大学 スポーツ・外傷整形外科学 教授	8章⟨3⟩
宮澤慎一	岡山大学病院 整形外科 助教	8章⟨4⟩
副島　崇	久留米大学医学部 整形外科学教室 講師	9章⟨1⟩⟨2⟩
帖佐悦男	宮崎大学医学部 整形外科 教授	10章

第1章

変形性膝関節症とは？

膝OAの定義・病因，評価，解剖学・組織学といった基礎知識をまとめました。きれいなイラストやシェーマが理解を助けてくれます。膝OAにおけるバイオメカニクスの観点から，歩行の特徴，発症と進行に関する要因をふまえ，膝に対する負荷を軽減するための考察がなされています。疫学に関しては，ROADスタディやLOCOMOスタディから膝OAの有病率や累積発生率，膝痛の有病率を示して頂き，非常に多くの罹患者がいることがわかります。メタボリックシンドロームや認知症との関連についての記述は大変興味深いところです。

第1章 変形性膝関節症とは？

1 変形性膝関節症の定義

Point

- 変形性膝関節症（膝OA）は生物学的・生体力学的変化により膝関節の関節軟骨，軟骨下骨，骨組織に退行性変化と反応性の増殖性変化が生じた疾患。
- Kellgren-Lawrence分類や米国リウマチ学会の分類基準もあるが，新しい分類基準策定が必要。

I．変形性膝関節症の定義と病理

膝OAは加齢に伴う生物学的変化や荷重，機械的ストレスなどの生体力学的変化により膝関節の構成体である関節軟骨および軟骨下骨，骨組織に退行性変化と反応性の増殖性変化が生じた疾患である（図1）。

OAの初期の病理学変化としては関節軟骨表面の輝板の消失，関節軟骨表層の断裂・剥離などにより潤滑機能が低下する。このような関節表面の劣化に，経過とともに加齢や過大な機械的ストレスが加わると軟骨基質（細胞外マトリックス）の産生低下や，基質分解酵素，プロスタグランジンなどのケミカルメディエーター，活性酸素などのガスメディエーターの産生亢進といった軟骨細胞代謝の変化が生じ，関節軟骨の潤滑や弾性といった機械的・力学的特性が失

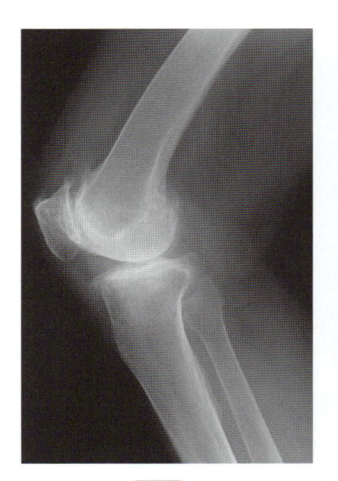

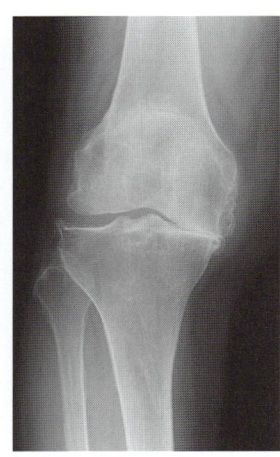

図1 変形性膝関節症の側面・正面像

表1 Kellgren-Lawrence分類

評価項目	定 義
0：正常	正常
1：疑い	疑わしい関節裂隙の狭小化，骨棘の可能性
2：軽度	明確な骨棘，関節裂隙の狭小化の可能性
3：中等度	中等度で複数の骨棘，明確な関節裂隙の狭小化，骨硬化，骨端部変形の可能性
4：高度	大きな骨棘，著明な関節裂隙の狭小化，高度の骨硬化，明確な変形

(文献1)より作成)

われる。関節軟骨の特性が失われると荷重は軟骨下骨に直接伝わり，骨硬化や肥厚，あるいは軟骨下骨の異常な増殖に伴う血行不全から部分的骨壊死，骨囊胞を生じる。また，異常な機械的ストレスは軟骨周囲の血管新生や骨膜の増殖反応を引き起こし骨棘形成に至る。さらに，関節軟骨の変性が炎症を惹起し，関節水腫や慢性滑膜炎の原因となり，関節包の肥厚や関節周囲組織の線維化をきたし，変形や拘縮の原因となる。

　膝OAの統一された診断基準はなく，単純X線所見による診断ではKellgren-Lawrence分類[1]（**表1**）が用いられ，Grade 2以上を膝OAと定義している。一方，臨床所見および検査所見，X線所見を組み合わせた米国リウマチ学会（ACR）の分類基準もあるが，早期診断，治療のための新しい分類基準策定の必要性が報告されている[2]。

文 献

1) Kellgren JH, et al: Radiological assessment of osteo-arthrosis. Ann Rheum Dis. 1957;16(4):494-502.
2) Peat G, et al: Clinical classification criteria for knee osteoarthritis: performance in the general population and primary care. Ann Rheum Dis. 2006;65(10):1363-7.

（冨岡正雄，仲野春樹，佐浦隆一）

第1章 変形性膝関節症とは？

2 変形性膝関節症の病因

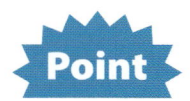

Point

- 変形性関節症（OA）には，加齢性変化による一次性変形性関節症と，何らかの原因や病因による二次性変形性関節症がある。
- 二次性変形性関節症には，何らかの機械的・力学的な異常を原因とするタイプと，急性・遷延性関節症後に何らかの理由で関節軟骨自体に異常が生じることに起因するタイプとがある。
- 近年，遺伝学的要因も報告されている。

　OAは，一般的に明らかな原因や病因がなく，いわゆる加齢性変化によるものと，何らかの原因や病因によって関節軟骨が障害され発症するものがあり，前者は一次性変形性関節症（primary osteoarthritis），後者は二次性変形性関節症（secondary osteoarthritis）と呼ばれる。ただし，明確な病因が同定できず一次性OAと診断されていた患者の中でも，詳細な観察や新しく開発された検査の結果，病因が明らかになることも少なくない。

　膝関節に生じる二次性OAには，関節内骨折後や半月板損傷後などの外傷による関節適合性の低下，極端なO脚やX脚，脚長差などの先天性あるいは後天性の下肢アライメント異常，前・後十字靱帯損傷や内・外側側副靱帯損傷などによる関節の不安定性，肥満や過度のスポーツなど日常生活上での関節への多大な負荷，シャルコー関節（神経病性関節症）などの神経障害，その他，何らかの機械的・力学的な異常を原因とするタイプと，化膿性関節炎や関節リウマチなどの急性あるいは遷延性関節症後に代謝性疾患，内分泌疾患，血友病などによる関節内出血を繰り返し，関節軟骨自体に異常が生じることで膝OAへと進展するタイプがある。膝以外の関節も含めた，病因による分類を表1に示す[1]。

　また，それぞれの病因が複合して膝OAが発症する場合も少なくない。さらに最近では，遺伝学的要因がOAの発症や進展，重症化に関与しているという報告もある[2]。

表1 二次性変形性関節症の病因による分類

A. 異常な荷重（力学的ストレス）/ 正常な関節軟骨

1. 関節内の異常
    1) 関節面不整（関節内骨折後，骨頭壊死や骨嚢胞圧潰など）
    2) 異物（外傷後関節ねずみ，滑膜性軟骨腫症など）
2. 関節外の異常
    1) 骨の変形
        ① 関節形成不全（臼蓋形成不全，巨大骨頭など）
        ② 関節外反もしくは内反変形（股関節，膝関節，足関節など）
    2) 関節不安定性
        ① 先天性（Ehlers Danlos症候群など）
        ② 外傷性（靱帯損傷など）
    3) 軟骨下骨硬化（大理石病など）
3. 肥満
4. 過運動（スポーツ，労働）
5. 不動

B. 正常な荷重（力学的ストレス）/ 異常な関節軟骨

1. 軟骨形成異常を有する骨系統疾患
2. 関節炎後（化膿性関節炎，関節リウマチ，痛風，偽痛風など）
3. 代謝性疾患
4. 内分泌疾患
5. 血友病　など

（文献1）より引用）

文献

1) 岩本幸英, 編：神中整形外科学 上巻. 第23版. 南山堂, 2013, p576.
2) 池川志郎：変形性関節症の新たな感受性遺伝子GDF5（growth differentiation factor. 骨・関節・靱帯. 2007; 20(9): 861-6.

（冨岡正雄，仲野春樹，佐浦隆一）

第1章 変形性膝関節症とは？

3 評　価

Point

- 2007年，日本は65歳以上の高齢者が22％となり，「超高齢社会」を迎えた。
- 中村[1]は，ロコモティブシンドローム（ロコモ）を引き起こす主要因の1つに，変形性関節症や関節炎による下肢の関節障害を挙げている。
- 痛み，変形，関節可動域（ROM）の拘縮，筋力低下，バランス能力の低下などが，単独あるいは複合して移動能力の低下を惹起し，ロコモを引き起こすと思われる。
- 本項では，変形性膝関節症（膝OA）の評価として，痛み，ROM，筋力，筋萎縮（・周径），下肢長，機能評価（JOAスコア），ADL，QOLを取り上げる。

I. 痛　み

　膝OAの疼痛は，主に運動痛，荷重時痛である。立ち上がりの動作や歩きはじめるときの痛み（starting pain）と，階段や坂道の下り，すなわち閉鎖的運動連鎖（closed kinetic chain）での大腿四頭筋の遠心性収縮（eccentric contraction）時の強い痛みの自覚，が特徴である。

　痛みの評価としては，痛みの強さ，種類・性質，部位が評価される必要がある。VAS（visual analog scale）の評価尺度，face scale，マクギル疼痛質問票（McGill pain questionnaire）などが広く使われているが，前者2つは痛みの強度を評価するものであり，後者は痛みの種類・性質を評価するものである。疼痛部位に関しては，統一されたものはないが，膝疼痛図表（**図1**）[2]に痛みの局在や誘発動作・発生時期，そして持続時間を記載しておくと，治療後の疼痛改善評価に役立つ。

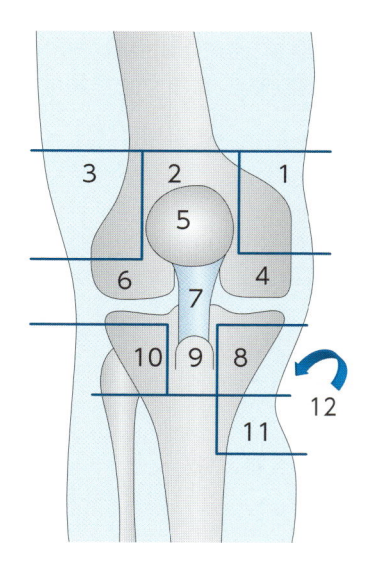

図1　膝疼痛図表

（文献2）より引用）

II. 関節可動域（ROM：range of motion）

　ROMの表示・測定法は，日本整形外科学会と日本リハビリテーション医学会によって改訂（1995）されたものがよく使用されている．ROM測定には，関節角度計（goniometer）を用い，基本軸と移動軸の角度を計測する．ROM測定には，自動運動と他動運動の測定法があるが，単にROMと言ったときは他動的ROMを指す．原則として他動的測定値を記載することになっているが，膝OA症例では疼痛や拘縮で，著しく自動的ROMが低下していることがあり，自動的ROM値と他動的ROM値を併記［自動的ROM値を（　）内に記載］しておくと，治療後の評価に有用である．二・多関節筋が関与する関節を測定する際には，その影響がない肢位で測定する必要がある．

III. 筋　力

　筋力評価には，検者の主観によって評価する主観的評価法と，種々の計測器（dynamometer）を用いて数量的に表す客観的評価法がある．前者の代表が徒手筋力テスト（MMT：manual muscle test）であり，後者の代表には手持ち筋力計（HHD：hand-held dynamometer）での測定法や等運動性筋力測定法などがある．
　MMTは，筋収縮のない状態を0とし，正常な状態を5とした6段階順位尺度を徒手的に測定する方法である．定量的な評価はできないが，簡易であり広く用いられている．抵抗の加え方には，make testとbreak testがある．大腿四頭筋の評価の際，前者では検者が「もっと膝を伸ばして！」と声をかけ被験者の動きに抵抗を加える，求心性収縮に近い方法で，後者は「膝が動かないように頑張って！」と声をかけ被験者が検者の力に負けないように力を発揮させる，遠心性収縮に類似する方法であるとされている．
　HHDはμTas®やmicroFET™のような機器を利用し，MMTの測定と同様に計測する．
　等運動性筋力測定法はCybex®やKin-Com®のような機器を利用し，関節の角速度が一定になるようにし，全可動域にわたって筋を最大収縮させたときの筋力を測定するものである．

WOMAC®は股・膝OAに特異的な評価尺度で，現在世界で最も使われている評価尺度である。日本語版もあるが，使用に関してはウェブサイトからの登録による原著者の許諾が必要である。それに対してJKOMは日本人の膝OAに特異的な評価尺度で，特に使用申請などの手続きは不要である。膝の痛みを10cm線分のVAS（visual analog scale）で評価し，次に計25の問い［膝の痛みやこわばり（8問），日常生活状態（10問），普段の活動（5問），健康状態（2問）］について，最も良い機能状態を1点，最も重症の機能状態を5点として評価する。WOMAC®と相関が高いことは検証されている。英語への翻訳版もある。

文献

1) 中村耕三：【ロコモティブシンドローム】高齢社会におけるロコモティブシンドローム．運動療物理療．2009；20(4)：300-4．
2) Ikeuchi M, et al：Clinical characteristics of pain originating from intra-articular structures of the knee joint in patients with medial knee osteoarthritis. Springerplus. 2013；2：628．

（石田健司）

第1章 変形性膝関節症とは？

4 変形性膝関節症に関連した解剖学・組織学

Point

- 膝関節は人体最大の荷重関節で，大腿骨・脛骨・腓骨・膝蓋骨の4つの骨に加えて関節内外に発達した関節構成体によってその機能が営まれる（図1）。
- 大腿骨と脛骨からなる大腿脛骨関節（femoro-tibial joint）および，大腿骨と膝蓋骨からなる膝蓋大腿関節（patello-femoral joint）からなる。
- 膝関節の回旋は大腿骨を基準とし，脛骨の動きを内旋・外旋とする。

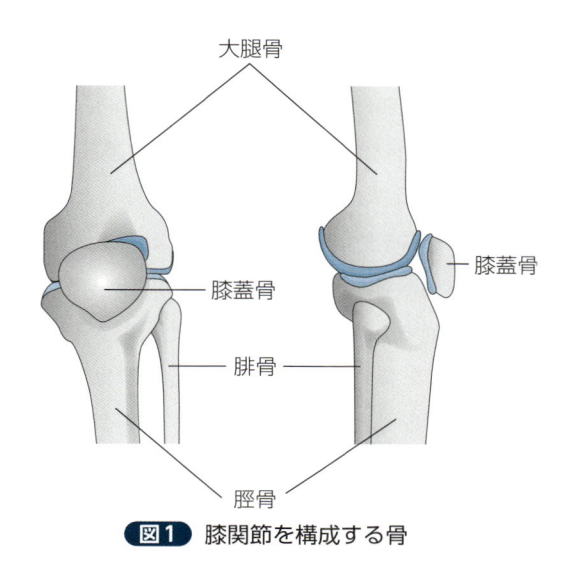

図1 膝関節を構成する骨

I．膝関節の概要[1]

　膝関節では，3～4mLの関節液が関節表面を被覆して潤滑に寄与している。脛腓関節は腓骨頭と脛骨外顆の間にみられる半関節であり，強靭な関節包に包まれてほとんど動きがない。大腿脛骨関節の関節面の形状は複雑で，適合性を内外側の半月板が補う。筋・靭帯・支帯による安定性のもとに約170度の屈伸可動域を持ち，内外旋も行うため，単純な蝶番関節ではなく，厳密には可動性の車軸蝶番関節（trocho-ginglymus, pivot-hinge joint）である。膝関節の回旋は大腿骨を基準とし，脛骨の動きを内旋・外旋とする。膝関節伸展位では内外旋は不能であるが，屈曲90度では自動的に内旋30度，外旋40度が可能となる。屈伸運動に随伴する自動回旋運動は，特に伸展の最後の20度程度で生じる。これは膝関節を安定した位置に導く運動であり"screw home movement"と呼ばれる。

Ⅱ. 骨[2)]

　大腿脛骨関節は各々の内外顆で構成される内外側コンパートメントをなしている。大腿骨内顆は球形に近く，対する脛骨内顆は凹面をなすが，一方で大腿骨外顆・脛骨外顆は共に凸面を有する。大腿骨内外顆はやや後方へ広がっており，外顆は前方で後方より広いが，内顆は一様な広さを持っている。彎曲は矢状面において後方に行くほど強くなり，曲率半径は小さくなる。脛骨関節面は前後方向に長く，その軸は前方で交差する。これらの内外顆は顆間隆起と前後の顆間区によってわけられている。

　膝関節での骨性アライメントの評価は大腿脛骨角（FTA：femoro-tibial angle）と下肢機能軸で行われる。FTAは大腿骨と脛骨の骨軸のなす角度で，正常では約170〜176度で軽い外反位をとる。下肢機能軸は大腿骨頭中心と足関節中心を結ぶ直線（Mikulicz線）で，片脚立位・膝関節伸展位においては大腿脛骨関節中央を通る。解剖軸は脛骨骨軸と一致するが，大腿骨解剖軸は下肢機能軸と6度の角度をなす。片脚立位では重心線は重心より足底面に下ろした垂線となり，下肢機能軸と3度の角度をなす。

　膝蓋大腿関節は大腿骨顆部前面と下面における中央溝で膝蓋面が形成され，膝蓋骨と相対する。内外側でつくる関節面のうち，外側縁は内側より高くなっており，屈曲とともに膝蓋骨が内側寄りに嵌入して適合する。

Ⅲ. 靱帯・支帯[3)]

　膝関節の安定性に寄与する主な靱帯は前後十字靱帯，膝蓋靱帯，内外側側副靱帯である。

　前十字靱帯は脛骨前顆間区から大腿骨外顆の内側面へ，すなわち後外側から遠位前内側へ走行する靱帯で，外側から起こる線維は内側のものよりもずっと背側に向かう。また，脛骨の前方から起こる線維は大腿骨のより後方へ，より後方から起こった線維はより上方へ付着する。伸展位で脛骨関節面に対して最も強い傾斜を示し，屈曲するほど水平に近くなる。前十字靱帯は主として膝関節の過伸展と脛骨の前方への移動を制御している。後十字靱帯は前十字靱帯よりも強力で，大腿骨内顆の外側面から出て後顆間区，一部脛骨後縁を越えて付着する。脛骨のより外側の線維は大腿骨のより前方へ，内側の線維はより後方へ付着している。後十字靱帯は主に脛骨の後方への移動を制御している。これらの靱帯は前額面では交差するが，水平面では交差せず，回旋運動の際にはねじれを生じてこれを抑制する。また長さは前十字靱帯がより長く，比率は5：3

である(図2)。

　膝蓋靱帯は大腿四頭筋の腱の続きであって，種子骨である膝蓋骨を経て脛骨粗面に達する強靱な靱帯であり，膝蓋下脂肪体によって関節滑膜から隔てられている。膝蓋骨中心と脛骨粗面を結んだ線(膝蓋靱帯長軸)と大腿直筋腱の長軸(大腿骨長軸)のなす角度を「Q角」と言い，膝蓋骨外方不安定性の指標である。正常値は男性で15度以内，女性で20度以内である。内側膝蓋支帯の深層には内側膝蓋大腿靱帯があり，内側上顆の後方および内転筋結節の下方に起始し，膝蓋骨の上方内側縁に停止しており，膝蓋骨の外側への偏位を防止している。外側広筋の線維と大腿直筋の線維からなる外側膝蓋支帯と，内側広筋の線維から起こる内側膝蓋支帯は，膝蓋骨および膝蓋靱帯の両側で関節包を補強する。

　内外側側副靱帯は伸展位で最も緊張して側方動揺性を防止し，屈曲位で弛緩して屈伸運動における支持靱帯として機能する。内側側副靱帯は深層と浅層の2層にわけられ，深層は関節包の中へ放散して内側半月に癒合してこれを固定する。一部は鵞足に覆われ，半膜様筋の腱の一部をよぎって脛骨内側縁に達する。浅層は大腿骨内顆から脛骨内側面に付着して脛骨の外旋を制御する。外側側副靱帯は円柱状で，大腿骨外顆のやや後方から起こり，大腿二頭筋とともに腓骨頭につき，関節包とも外側半月とも癒合しない。深側には膝窩筋腱が通る(図3)。

　膝関節の後面には斜膝窩靱帯が半膜様筋の腱から起こり，外上方へ向かう。弓状膝窩靱帯は腓骨頭尖に起こり，膝窩筋腱の上をよぎって関節包に入る靱帯である。これらの靱帯はいずれも関節の後面を補強している(図4)。

Ⅳ．関節軟骨[4]

　関節軟骨は骨端の表面を被覆する硝子軟骨である。関節軟骨の構成成分の約70％は水分であり，その他をコラーゲン(約20％)とプロテオグリカン(約10％)からなる細胞外基質(ECM：extracellular matrix)が占める。関節軟骨の代謝を営む細胞は軟骨細胞のみであり，細胞成分はきわめて少なく，全容積の2％以下である。基質代謝は数百日単位で行われると言われる。軟骨細胞は関節軟骨にかかる荷重に伴い流入・流出する関節液によって栄養されており，血管・リンパ管・神経組織を欠く。表面は滑液で潤されており，関節潤滑に寄与するばかりでなく，荷重を緩衝する機能を持つ。アグリカンはリンクプロテインとともにヒアルロン酸に結合してプロテオグリカン会合体を形成し，これがコラーゲン線維の網目構造内に絡まった形をとる。コラーゲンはⅡ型コラーゲンが主であり，その他，Ⅸ型，Ⅺ型が含まれる。コラーゲン線維は膨張力や剪断力に対して抵

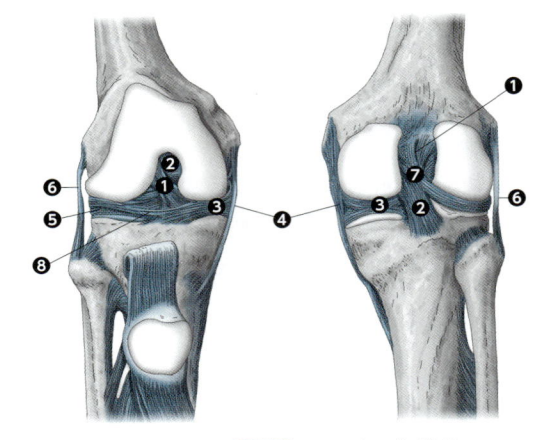

図2 膝関節の靱帯①

❶前十字靱帯
❷後十字靱帯
❸内側半月板
❹内側側副靱帯
❺外側半月板
❻外側側副靱帯
❼後半月大腿靱帯
❽膝横靱帯

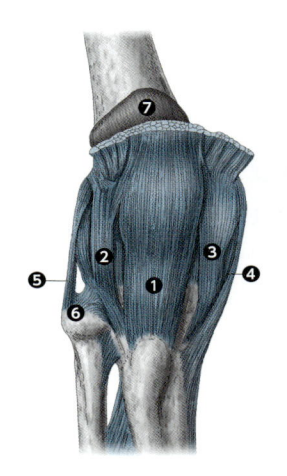

図3 膝関節の靱帯②

❶膝蓋靱帯
❷外側膝蓋支帯
❸内側膝蓋支帯
❹内側側副靱帯
❺外側側副靱帯
❻腓骨頭
❼膝蓋上包

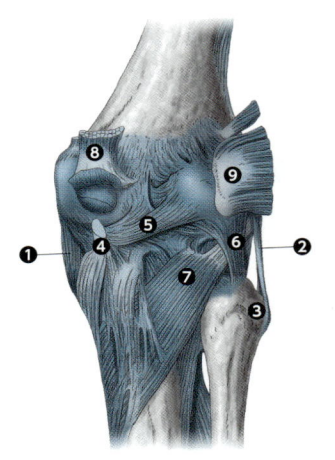

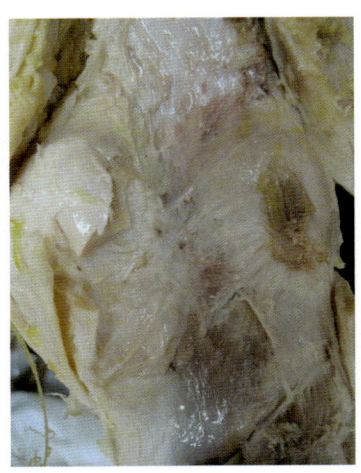

図4 膝関節の靱帯③

❶内側側副靱帯
❷外側側副靱帯
❸腓骨頭
❹半膜様筋の腱
❺斜膝窩靱帯
❻弓状膝窩靱帯
❼膝窩筋
❽腓腹筋内側頭
❾腓腹筋外側頭

14　第1章　変形性膝関節症とは？

抗性であり，コラーゲンの網の中に存在するアグリカン分子の親水性とともに，硬いながらも柔軟性を備えた軟骨固有の性質を持っている。成熟した関節軟骨は，大関節においても2〜4mm程度の厚さであり，組織学的には軟骨細胞の形態とECMの性状から最表層，浅層，中間層，深層，石灰化層の5層に区別される（図5）。

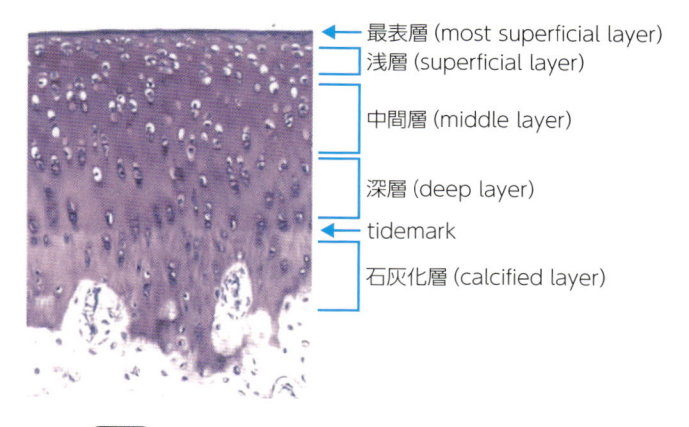

図5 関節軟骨の組織（トルイジン・ブルー染色）

V. 半月板[2)]

内外側の半月板は主に強固なⅠ型コラーゲン線維からなる実質と，軟骨細胞様の半月板細胞からなる結合組織である。内側半月板は半環状（C型）で，外側半月板は環状（O型）に近い。横断面では内部に向かうほど扁平になっており，上面は凹面をつくるが，下面は水平に近い。半月板は脛骨に対して可動性を示すが内側半月板は外側半月板よりはるかに可動性が少ない。膝関節の伸展に際しては前方へ，屈曲に際しては後方へ移動する。下腿の外旋運動の際に内側半月板は最も大きく動く。内外側半月板は前方で膝横靱帯によって連結されている。また，半月の後角から大腿骨内側顆へ伸びる靱帯は後十字靱帯の前後に位置する前・後半月大腿靱帯（Wrisberg靱帯）であり，後者が前者よりも高頻度（30％）で出現する。半月板は関節の適合性の確保に加えて，大腿骨の移動に追従して関節軟骨に加わる荷重の干渉，潤滑機構の円滑化などの機能を持つ（図6）。

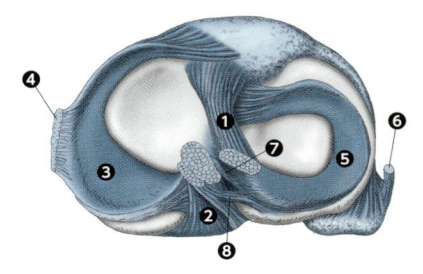

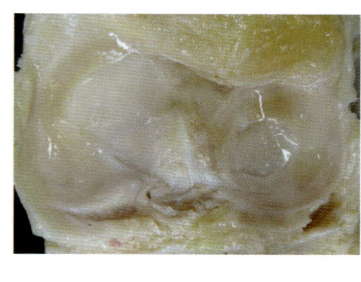

❶前十字靱帯
❷後十字靱帯
❸内側半月板
❹内側側副靱帯
❺外側半月板
❻外側側副靱帯
❼前半月大腿靱帯
❽後半月大腿靱帯

図6 膝関節の半月板と靱帯

VI. 滑膜・滑液包[4]

　関節滑膜は関節を取り囲む関節包の内壁をなす組織で関節の恒常性維持に関わる。肉眼的には比較的平坦なところも多いが，時にはひだや隆起を形成して関節腔に伸びている。滑膜表層細胞（synovial lining cell）は2～3層不規則に並んでおり，主に食細胞様細胞（A細胞）と線維芽細胞様細胞（B細胞）に分類される。貪食機能を持ったA細胞は関節腔に生じた細胞片やコラーゲン，プロテオグリカンの断片を処理する役割を持つと考えられる。一方，B細胞は粗面小胞体がよく発達しており，ヒアルロン酸などを産生，分泌する。両者の移行型であるAB細胞も存在する。滑膜下組織（subsynovial tissue）は血管やリンパ管に富む。この部の毛細血管は細かい網目を形成し，関節液と血液中の水分や蛋白，糖の活発な交換を行っている。また，滑膜組織中には神経線維も豊富に存在し，関節の優れた感受器である。

　滑液包のうちいくつかは関節腔と交通している。その最大のものが大腿骨下部前面と大腿四頭筋の間にある膝蓋上包である。膝窩部には膝窩筋下陥凹と半膜様筋の滑液包があり，腓腹筋両頭の起始部には腓腹筋の外側および内側腱下包がある。非交通性の滑液包には膝蓋前皮下包，深膝蓋下包などがある。

VII. 筋　肉[2]

　膝関節の作用筋は大きく伸展筋群と屈曲筋群にわけられる。多くは二関節筋で回旋作用も併せ持つ。主な伸展筋群は外側広筋，内側広筋，中間広筋の3つの広筋群と大腿直筋からなる大腿四頭筋である。大腿直筋は股関節と膝関節にまたがる二関節筋であり，膝関節の伸展に加えて，股関節の屈曲にも関与する。主な屈曲筋群は大腿二頭筋，半腱様筋，半膜様筋で，これらは股関節を伸展する作用も持つ。このうち，大腿二頭筋は膝関節を外旋，半腱様筋と半膜様筋は膝関節を内旋する作用を持つ。脛骨近位内側に位置する鵞足のうち，上脚は縫工筋，中脚は薄筋，下脚は半膜様筋によって形成される。薄筋・縫工筋・腓腹筋も膝関節の屈曲作用を持つ。また，縫工筋は大腿四頭筋と協力して膝関節を伸展位に固定する。膝窩筋は大腿骨外側上顆に起始し脛骨後面に停止する筋で，膝関節を屈曲・内旋する機能を持つ（図7）。

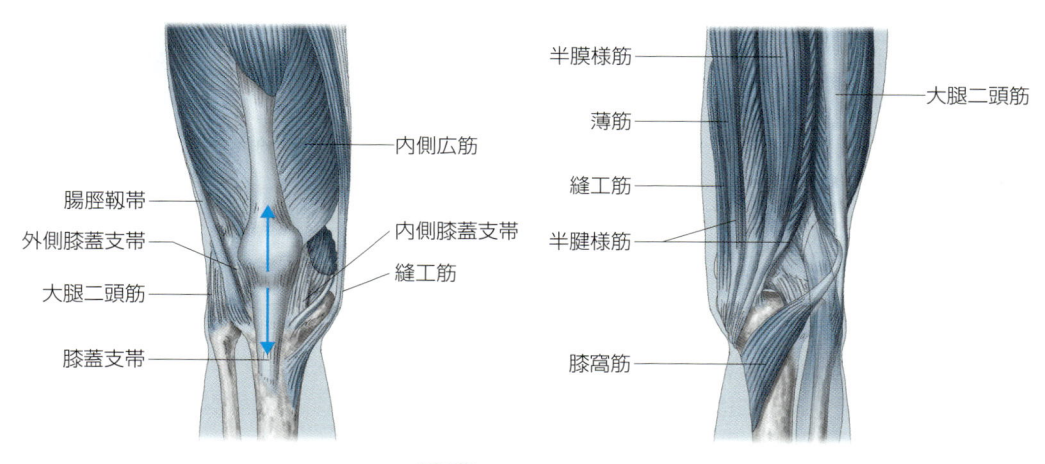

図7 膝関節周囲の筋

文献

1) 渡辺正毅, 他編：膝関節の外科. 第2版. 医学書院, 1985, p2-10.
2) 井上 一, 他編：新図説臨床整形外科講座 第8巻 大腿・膝. メジカルビュー社, 1996, p2-8.
3) Fritsch P, et al：解剖学アトラス. 第1版. 越智淳三, 訳. 文光堂, 1981, p103-6.
4) 井上 一, 監. 尾崎敏文, 他編：変形性関節症の診かたと治療. 第2版. 医学書院, 2012, p15-28.

（西田圭一郎）

第1章 変形性膝関節症とは？

5 変形性膝関節症におけるバイオメカニクス

> **Point** 膝関節への過剰な負荷に注意する
>
> - 変形性膝関節症（膝OA）患者は，歩行時の下肢・体幹の運動，膝関節モーメント，および膝関節周囲筋の筋活動に異常をきたす。
> - 膝OAの発症や進行には，膝関節運動の異常や膝関節に加わる過剰な外的関節モーメントが関係している。
> - 日常生活動作の中では，特に階段昇降動作時に膝関節に大きな負荷がかかる。
> - 動作時の膝関節への負荷を軽減させる方法として，減量，動作方法の変更，杖や装具の使用などが考えられる。

I．変形性膝関節症の歩行の特徴

a 歩行速度，歩幅[1]

歩行速度や歩幅については結果が一致していないが，特に重度の膝OA患者では，1歩行周期に要する時間が延長する。

b 関節角度[1]

膝OA患者は，荷重応答期における膝関節屈曲方向への動きが減少する。特に重度の患者においては，歩行中の膝関節可動範囲の減少，膝関節最大屈曲角度の減少，股関節内転角度の減少，および側方への体幹傾斜角度の増大がみられる。また，立脚期における急激な膝内反運動であるラテラルスラスト（lateral thrust）も特徴的な所見である。

c 関節モーメント

膝内反モーメントが，膝OA患者の動作解析研究において最もよく用いられる変数であり，内側型の膝OA患者では，歩行時の外的膝内反モーメントが増加しやすい（図1）。また，膝内反モーメント最大値よりも，膝内反モーメントの時間積分値（インパルス）のほうが疾患重症度と関連するという報告[2]

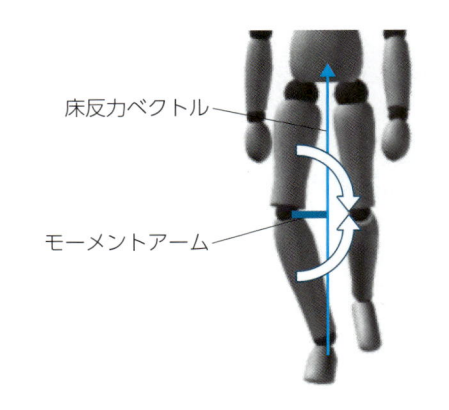

図1 歩行時の膝関節内反モーメント
内側型の膝OA患者では，床反力ベクトルが膝関節の内側を通過し，膝関節には外的膝内反モーメントが生じやすい。

や，膝内反モーメント積分値と1日の歩数との積のほうが健常者と患者間の差が大きいという報告[3]もある。膝屈曲モーメントは患者で減少していることが多い。

一方，システマティックレビュー[1]では，重度の患者においては，必ずしも膝内反モーメントが増大しているとは言えないということが示されている。これは，重度の患者では，後述するような体幹傾斜や足角の変化などの代償動作を用いることが多く，それが膝内反モーメントに影響していると考えられるためである。

d 筋活動[4〜6]

膝OA患者の歩行時の筋活動パターンの特徴としては，大腿四頭筋やハムストリング，腓腹筋，前脛骨筋などの活動時間の延長や活動量の増加，また，大腿四頭筋とハムストリングとの同時活動の増大が報告されている。

II. 変形性膝関節症の発症と進行に関わるバイオメカニクス[7〜12]

膝OAの発症や進行には，複数の要因が密接に関連していると考えられる。

遺伝的要因や軟骨マトリックスの変性などの生物学的要因のほか，加齢，女性，肥満，膝内反変形，大腿四頭筋の筋力低下，仕事やスポーツでの過剰な負荷，関節弛緩性，膝関節運動の異常などが危険因子とされている。特に，膝関節運動の異常は疾患の発症に関して重要な要因と考えられている。関節運動の異常は軟骨面での荷重点の変位を生じ，軟骨組織の損傷へとつながっていくもので，半月板損傷や靱帯損傷などの外傷に引き続いて生じることも多い。

また，一度軟骨の変性が生じると，その後は膝関節への過剰な負荷が疾患の進行に関わる重要な要因となる。膝の内側コンパートメントへの圧縮応力には，膝内反モーメント，体重，膝内反変形，膝屈曲モーメントなどが関連している。

III. 日常生活で膝関節にかかる負荷

日常生活において，膝関節にはおおよそ体重の2.5〜3倍程度の負荷がかかる。特に階段の昇降では，強い負荷がかかりやすい（**図2**）[13]。

また，**図3**は，膝関節への負荷がどの角度で強く生じるかを動作ごとに比べたものである。この中で，階段の昇降動作は，体重の2.5倍以上の負荷が広い範囲にわたって生じていることがわかる。歩行では，浅い屈曲角度で体重の2.5倍以上の強い負荷が生じる。一方，トレーニングとしてよく用いられるスクワット動作は広い範囲で関節に負荷がかかるが，体重の2.5倍以上の負荷が

かかるのは膝屈曲100度付近のみであり，トレーニング処方の参考になると思われる[14]。

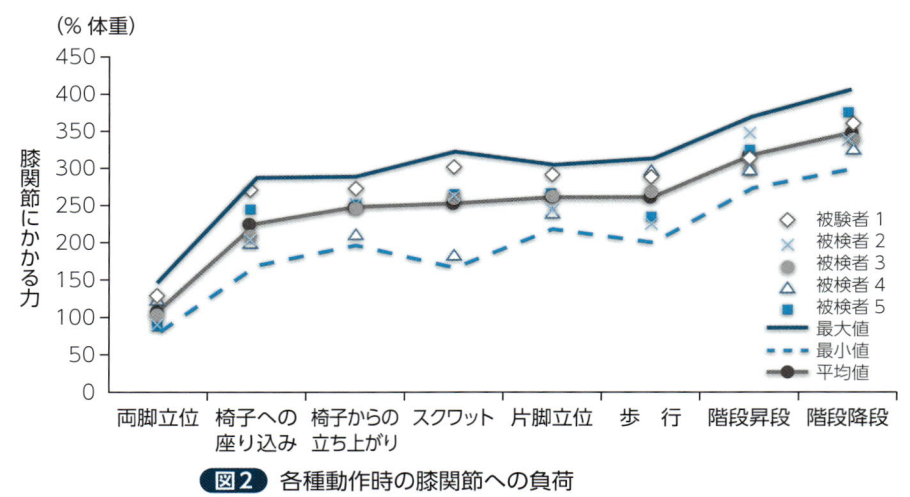

図2 各種動作時の膝関節への負荷

階段昇降動作は，体重の約3倍程度の負荷が膝関節にかかる

(文献13)より一部改変）

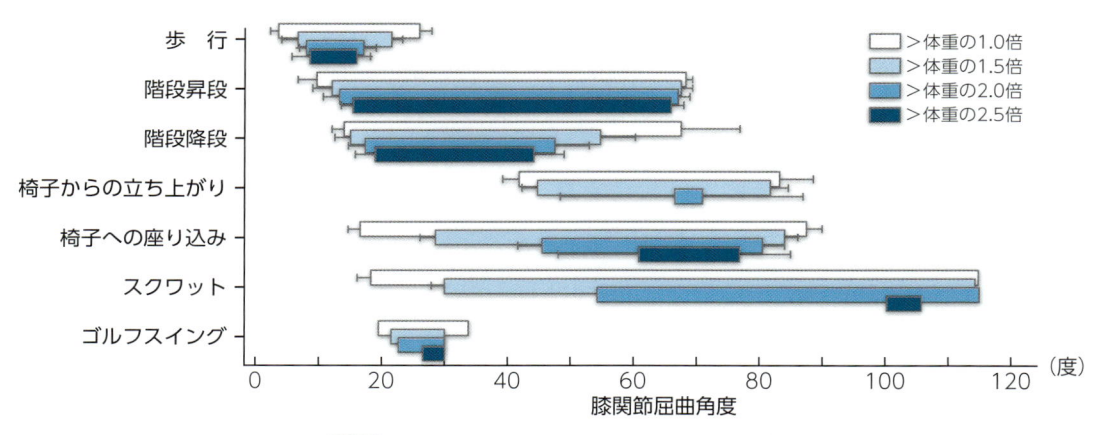

図3 各種動作時の膝関節への負荷と屈曲角度

グラフは，それぞれ体重の1.0倍，1.5倍，2.0倍，2.5倍以上の負荷が生じる関節の運動範囲を示している．階段昇降では，体重の2.5倍以上の負荷が広い範囲にわたって生じている．

(文献14)より一部改変）

Ⅳ．膝への負荷を軽減するための方法

1 ─ 減量する

体重過多の人は，膝への負荷を軽減するために減量が必要である．18ヵ月に及ぶダイエットと運動療法の前後を比較した研究によると，体重1kgの減少により膝内反モーメントは1.4%軽減され，膝関節にかかる力は約4kg軽減される[15]。

2 ― 動作方法を変える
a 歩 行

歩行時の膝内反モーメント減少に効果的な歩行動作がいくつか報告されている[16]。

それらの中で最も影響が大きいものは，体幹の患側への傾斜である。体幹を傾斜させることで身体重心および床反力が患側へ変位し，膝内反モーメントのモーメントアームが減少することでモーメントの減少につながる（図4）。

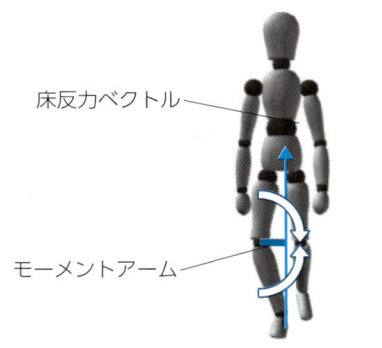

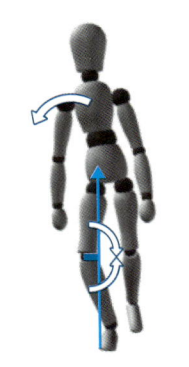

図4 歩行時の体幹傾斜と膝内反モーメント

体幹を患側へ傾斜すると，床反力ベクトルの傾きが変化し，モーメントアームが減少することによって，膝内反モーメントが減少する。

随意的に膝を内側へ移動させる歩行動作（medial knee thrust gait）も膝内反モーメントを減少させる。

歩行時の足角の変化によっても膝内反モーメントは影響を受ける（図5）。報告により効果に差はあるが，一般的には，足角を大きくする（トーアウト：toe-out）と，立脚期後半に生じる膝内反モーメントが減少する。また，効果は少ないが足角を小さくする（トーイン：toe-in）と，立脚期前半の膝内反モーメントが減少しやすい。これらは，床反力の起点である足圧中心位置の変化によりモーメントアームが変化することに起因すると考えられる。

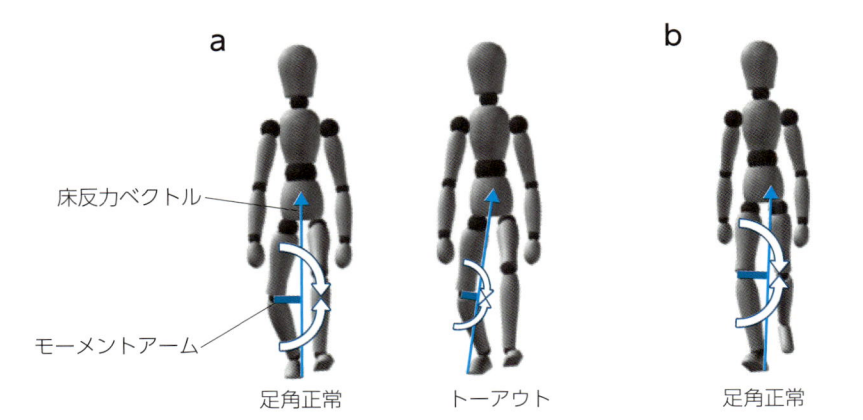

図5 歩行時の足角と膝内反モーメント

立脚期後半（図a）では，トーアウトにより床反力の起点が外側へ変位することでモーメントアームが減少し，膝内反モーメントが減少すると考えられる。

立脚期前半（図b）では，トーインにより後足部が外側に接地するため床反力が外側へ変位しやすく，膝内反モーメントが減少する可能性がある。

歩幅を増大することによっても，膝内反モーメントが減少するという報告がある。

ただし，これらは即時的効果であり，歩行動作を変化させることで長期的にどのような効果があるかは明確ではない。

b 椅子の立ち座り

膝OA患者は，健常者よりも立ち上がりに長い時間をかけ膝関節の角速度を低下させることで，膝関節への負荷を軽減させている[17]。

また，膝関節モーメントを軽減させるために，反対側下肢に10％ほど多く荷重したり，体幹前傾および患側と反対側への体幹側屈角度を増大させたりする[18]。

c 階段昇降

特に階段の降段は，膝OA患者が最も強い疼痛を訴えることが多い動作である。

1足1段の方法では，前向きよりも後ろ向きに下りることで，膝関節の負のパワー（膝伸展筋の伸張性収縮による）が減少し，膝関節の負荷が軽減する[19]。また，1足1段に比べて2足1段（患側を先に下ろす）では，膝関節モーメントは約1/5に軽減し，後ろ向きで患側を先に下ろす方法では，さらに負荷が軽減される[20]。実際に，後ろ向きでの降段方法が最も痛みの訴えが少ない。

昇段動作では，椅子の立ち座りと同様に，膝関節モーメントを軽減するために体幹前傾を増大させた動作が観察されることが多い[21]。

3 ── 杖，装具，靴（インソール）の使用

患側と反対側での杖の使用や，膝装具，インソールや靴の工夫により，膝関節への負荷を軽減させることができる。詳細は**第6章**にゆずる。

文献

1) Mills K, et al：Biomechanical deviations during level walking associated with knee osteoarthritis：a systematic review and meta-analysis. Arthritis Care Res. 2013；65(10)：1643-65.
2) Kean CO, et al：Comparison of peak knee adduction moment and knee adduction moment impulse in distinguishing between severities of knee osteoarthritis. Clin Biomech. 2012；27(5)：520-3.
3) Maly MR, et al：Cumulative knee adductor load distinguishes between healthy and osteoarthritic knees— a proof of principle study. Gait Posture. 2013；37(3)：397-401.

4) Childs JD, et al：Alterations in lower extremity movement and muscle activation patterns in individuals with knee osteoarthritis. Clin Biomech. 2004；19(1)：44-9.
5) Hortobágyi T, et al：Altered hamstring-quadriceps muscle balance in patients with knee osteoarthritis. Clin Biomech. 2005；20(1)：97-104.
6) Zeni JA, et al：Alterations in quadriceps and hamstrings coordination in persons with medial compartment knee osteoarthritis. J Electromyogr Kinesiol. 2010；20(1)：148-54.
7) Andriacchi TP, et al：The role of ambulatory mechanics in the initiation and progression of knee osteoarthritis. Curr Opin Rheumatol. 2006；18(5)：514-8.
8) Englund M：The role of biomechanics in the initiation and progression of OA of the knee. Best Pract Res Clin Rheumatol. 2010；24(1)：39-46.
9) Vincent KR, et al：The pathophysiology of osteoarthritis：a mechanical perspective on the knee joint. PM R. 2012；4(5Suppl)：S3-9.
10) Walter JP, et al：Decreased knee adduction moment does not guarantee decreased medial contact force during gait. J Orthop Res. 2010；28(10)：1348-54.
11) Kumar D, et al：Knee joint loading during gait in healthy controls and individuals with knee osteoarthritis. Osteoarthritis Cartilage. 2013；21(2)：298-305.
12) 古賀良生，編：変形性膝関節症 病態と保存療法．南江堂, 2008, p71-85.
13) Kutzner I, et al：Bergmann G. Loading of the knee joint during activities of daily living measured in vivo in five subjects. J Biomech. 2010；43(11)：2164-73.
14) Mündermann A, et al：In vivo knee loading characteristics during activities of daily living as measured by an instrumented total knee replacement. J Orthop Res. 2008；26(9)：1167-72.
15) Messier SP, et al：Weight loss reduces knee-joint loads in overweight and obese older adults with knee osteoarthritis. Arthritis Rheum. 2005；52(7)：2026-32.
16) Simic M, et al：Gait modification strategies for altering medial knee joint load：a systematic review. Arthritis Care Res. 2011；63(3)：405-26.
17) Patsika G, et al：Neuromuscular efficiency during sit to stand movement in women with knee osteoarthritis. J Electromyogr Kinesiol. 2011；21(5)：689-94.
18) Turcot K, et al：Sit-to-stand alterations in advanced knee osteoarthritis. Gait Posture. 2012；36(1)：68-72.
19) D Beaulieu FG, et al：Kinetic analysis of forwards and backwards stair descent. Gait Posture. 2008；27(4)：564-71.
20) 伊藤正明，他：【変形性膝関節症及び周辺疾患】病因（一次性・二次性）変形とバイオメカニクス 階段昇降,逆降り時の膝関節モーメントの三次元解析 階段昇降時痛との関係．別冊整形外．2002；42：44-7.
21) Asay JL, et al：Adaptive patterns of movement during stair climbing in patients with knee osteoarthritis. J Orthop Res. 2009；27(3)：325-9.

（建内宏重，市橋則明）

第1章 変形性膝関節症とは？

6 変形性膝関節症の疫学

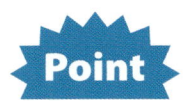

Point

- 一般住民における変形性膝関節症（膝OA）の有病率や累積発生率，膝痛の有病率が明らかとなり，膝OAがメタボや認知症と有意の関連があることがわかった。
- 高齢者の要介護に影響を及ぼす疾病は単独で存在するものは少なく，お互いに絡まり合い，増悪を加速している可能性がある。
- 高齢者要介護の観点からは，疾患特異的な予防対策ではなく，高齢者のtotal healthを見据えた予防対策が必要である。

I. はじめに

　変形性関節症（OA：osteoarthritis）は関節に非炎症性，進行性に骨形成の変化をきたし，疼痛によって日常生活に不都合をきたす疾患である。厚生労働省の平成22年国民生活基礎調査の結果を見ると，OAは高齢者が要介護になる原因の4位，要支援に限ると1位となっており[1]，多くの高齢者のQOLの低下と健康寿命の短縮，さらには医療費の高騰や労働力の低下の一因となっていることは明らかである。

　しかし，その予防に必要な基本的疫学指標，すなわち有病率や発生率，危険因子を同定することは容易ではない。慢性に進行し経過が長いOAのような疾患は発生の日時を特定することが困難であるため，一般住民の集団を設定して，集団全体について検診を行う必要があるからである。このような事情のために，患者数がきわめて多いと考えられるにもかかわらず，OAを目的疾患とした疫学研究はまだ十分とは言えない。

　著者らは，わが国の骨関節疾患の基本的疫学指標の明確化とその危険因子の同定，さらにこれら骨関節疾患の経過，各治療別の経過に影響を及ぼす要因の解明によってわが国の要介護予防に資することを目的として，2005年より大規模住民コホートROAD（Research on Osteoarthritis/osteoporosis Against Disability）スタディを開始し，2007年にベースライン調査が[2,3]，2010年に3年目の追跡調査が終了した。これらの解析結果から，種々の運動器疾患の疫学指標が解明されつつある。

加えて，厚生労働科学研究費補助金（長寿科学総合研究事業）により，2008年度に「膝痛・腰痛・骨折に関する高齢者介護予防のための地域代表性を有する大規模住民コホート追跡研究」班（主任研究者 吉村典子）が立ち上がった。研究班では，膝痛・腰痛ならびにその原因疾患であるOAや骨粗鬆症による大腿骨頸部・脊椎椎体などの骨折の発生率，有病率の推移，予後などの疫学指標を確立し，危険因子を同定すること，さらにADL，QOLや要介護度との関係を検証しエビデンスを解明することを主目的としている。この目的を達成するために，研究班ではまず地域代表性を持ち，骨関節疾患を予防目的として運営されてきた全国8コホート（東京1，東京2，和歌山，広島，三重，新潟，秋田，群馬）のベースライン調査参加者1万2,019名の情報を統合した大規模統合コホートの構築を行い，The longitudinal cohorts of motor system organ（LOCOMO）スタディと名付けた[4]。

　本項では，ROADのベースライン調査，追跡調査結果から明らかになってきた膝OAの疫学指標（有病率，累積発生率）について報告する。LOCOMOスタディからは，全国の大規模コホートから得られた膝痛の頻度について述べる。さらに膝OAの危険因子として，ROADスタディからメタボリックシンドローム（メタボ）や認知障害との関連について検討する。

Ⅱ．変形性膝関節症の有病率

　ROADスタディでは，膝OAの有病率を推定するために立位膝X線，および立位腰椎X線を撮像し，Kellgren-Lawrence分類（K-L分類）を用いた整形外科医による分類において，左右の膝のいずれかの関節がgrade 2以上と診断された場合を「膝OAあり」とした。

　膝OAの有病率の性，年代別分布を**図1**に示す。40歳以上でみると，膝OAの有病率は男性42.6%，女性62.4%であった[3]。膝OAの有病率は明らかに年齢とともに高くなり，女性に多いことがわかった。

　この有病率をROADスタディが開始された年度である2005年度の年齢別人口構成に当てはめて，こ こからわが国の膝OA有病者数（40歳以上）を推定すると，X線で診断される膝OAの有病者数は2,530万名（男性860万名，女性1,670万名）となり，従来の試算よりもはるかに多いことがわかった。

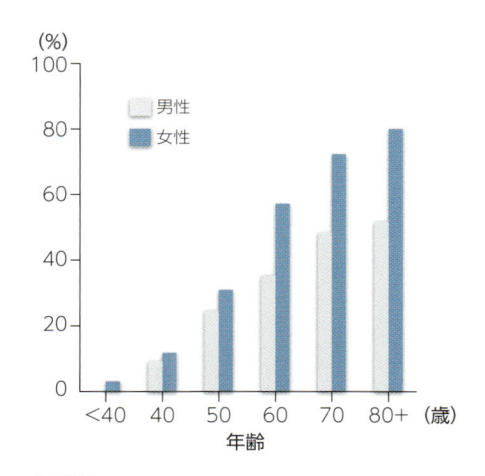

図1 変形性膝関節症の年代別有病率
（文献2）より作成）

Ⅲ. 変形性膝関節症の累積発生率

ROADスタディでは，2008～2010年に3年目の追跡調査にあたる第2回調査を行い，初回調査参加者3,040名中2,485名の参加を得た（81.7％，平均年齢69.3歳，平均追跡期間3.3年）。

第2回調査においても初回同様，立位膝X線，および立位腰椎X線を撮像し，ベースラインと2回目のK-L gradeを同一の整形外科医が比較読影を行う方法によって推移を明らかにした。

まずベースライン調査時には両方の膝のK-L gradeが0または1であった1,098名（男性467名，女性631名）を膝OAになる可能性のある人数（population at risk）として，追跡調査時にいずれかの膝関節がX線上K-L grade 2以上になったと診断されたものを新規発生と定義すると，膝OAの年間累積発生率は年間2.9％（男性2.1％，女性3.6％）であると推定された[5]。これを年代別に図2に示す。この年代別発生率をROADの第2回調査時に対応する平成22年度国勢調査結果によるわが国の人口構成に当てはめると，膝OAの年間発生者数（40歳以上）は190万名（男50万名，女140万名）となった。

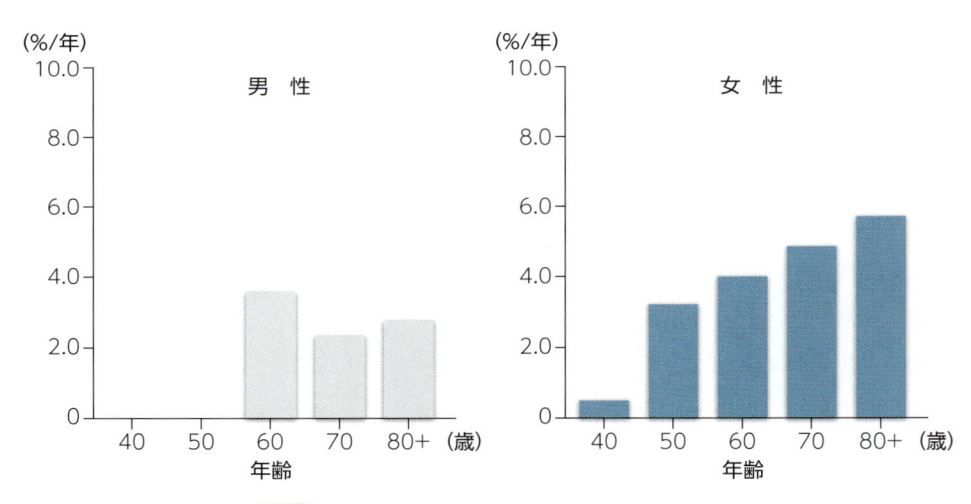

図2 変形性膝関節症の年代別年間累積発生率

（文献5）より作成）

Ⅳ. 膝痛の頻度

LOCOMOスタディに参加した一般住民のデータベースから，過去1カ月に少なくとも1日以上続く膝痛を自覚したか，あるいは医師の診察で膝痛を認められたものを膝痛ありと定義して，その頻度を求めたところ，総数で32.7％（男性27.9％，女性35.1％）が膝痛を持っていた。これを性，年代別に図3に示す。

図3 膝痛の有病率

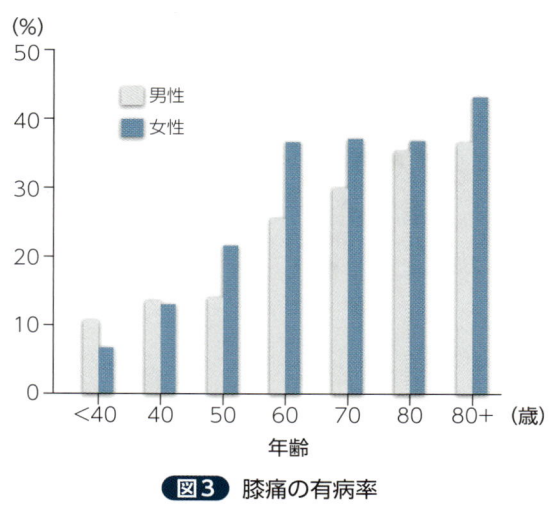

(文献4) より作成

　この有病率を，LOCOMOスタディが立ち上がった年度である2010度の年齢別人口構成に当てはめて，ここからわが国の膝痛有病者数（40歳以上）を推定すると，総数で1,800万名（男性710万名，女性1,090万名）ときわめて多いことがわかった．

V. 変形性膝関節症の発生とメタボの関連

　ROADに参加するコホートのうち，山村および漁村のコホート参加者1,690名については，骨関節検査に加えて肥満度，耐糖能異常，脂質異常，高血圧いずれもの検診を実施しえた．

　メタボの診断基準は2005年に内科学会で公表されたメタボリックシンドローム診断基準検討委員会の報告をもとにすれば，腹囲男性85cm，女性90cm以上で，かつ耐糖能異常，脂質異常，高血圧の3つの基準のうち2つ以上を満たすもの[6]となる．しかし筆者らの検診においては，腹囲の測定および空腹時血液採取の実施には困難があったため，今回の検討では肥満は日本肥満学会の基準[7]にしたがって，体格指数（BMI）≧25とし，耐糖能異常，脂質異常については国民健康栄養調査の基準[8]に合わせて，耐糖能異常の基準を治療中または日本糖尿病学会基準値でHbA1c≧5.5％（NGSP値5.9％），脂質異常症の基準を治療中またはHDLコレステロール＜40mg/dLとした．血圧は治療中または，収縮期血圧130mmHg以上または拡張期血圧85mmHg以上を高血圧とした．

　この基準によるとメタボの構成要素のうち，肥満の有病率は25.3％（男性26.7％，女性24.6％），耐糖能異常は21.5％（男性24.3％，女性20.0％），脂質異常12.3％（男性13.9％，女性11.4％），高血圧69.7％（男性74.8％，女性66.9％）で

あり，耐糖能異常と高血圧はいずれも男性に有意に多かった（$P<0.05$）。

ここで，膝OAの発生とメタボの構成要素の数との関連をみるために，ベースライン調査でK-L gradeが0または1であった728名（男性290名，女性438名）を膝OAのpopulation at riskとして，膝OA発生の有無を目的変数とし，メタボ構成要素の数を説明変数として，性，年齢，地域差（山村，漁村），喫煙，飲酒，自転車使用の有無，定期的な運動の有無，過去の膝のけがの有無の項目を調整してロジスティック回帰分析を行った。その結果，膝OA発生のリスクは，肥満，耐糖能異常，脂質異常，高血圧のメタボ構成要素を1つも持たないものを基準にすると，1つ持つものでオッズ比が2.3，2つで2.8，3つ以上では9.8となり，メタボ構成要素の数を多く持てば持つほど，膝OAのリスクが増加することがわかった（図4）[9]。

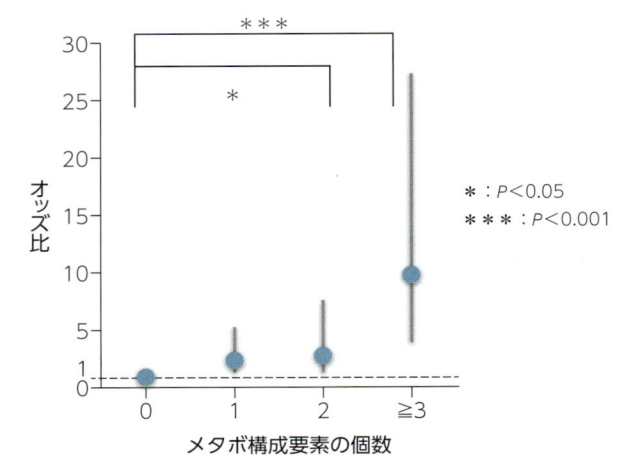

図4 変形性膝関節症の発生とメタボ構成要素の個数
（文献9）より引用）

VI．変形性膝関節症の発生と軽度認知障害の関連

厚生労働省の国民生活基礎調査の結果から見ると，認知症は高齢者が要介護になる原因の2位であり，要介護予防の面から見てもその予防はきわめて重要である。ROADでは，検診参加者の協力を得て認知症の簡易検査としてmini mental state examination（MMSE）を実施している。ROADでの検診参加者は自力で検診場所まで来院でき，インフォームド・コンセントを本人から得られることが条件であるため，寝たきりに至るような重度の認知症患者は参加していない。したがって，本調査で検討可能なのは軽度認知障害（MCI：mild cognitive impairment）に限られるが，今回はROADスタディのうち山村と漁村のベースライン調査と3年後の追跡調査のいずれにも参加した1,384名（男性466名，女性918名）の結果を解析し，MCIが膝OAの発生に関与するかどうかについて検討した。まずベースライン調査において，MMSEの総得点23点以下（満点30点）をMCIとしてその頻度をみたところ，MCIの有病率は全体で4.5%（男性5.1%，女性4.2%）と低かった。

ここでMCIとロコモ原因疾患との関連をみるために，まずベースライン調査時ではX線所見でK-L grade 2未満であったが，3年後の追跡調査で2以上とな

ったものを膝OA発生と定義した．そして，膝OA発生の有無を目的変数とし，MCIの有無を説明変数として，性，年齢，居住地域，体格など交絡していると考えられる要因を調整してロジスティック回帰分析を行ったところ，MCIが存在する場合の膝OA発生のリスクは4.9倍と有意に高くなっていた（$P<0.05$）[10]．

VII. おわりに

今回の検討から，一般住民における膝OAの有病率や累積発生率，膝痛の有病率が明らかになった．さらに膝OAがメタボや認知症と有意の関連があることがわかった．高齢者の要介護に影響を及ぼす疾病は単独で存在するものは少なく，お互いに絡まり合い，増悪を加速している可能性がある．これらが関連し合っている経路は様々であり，1つに特定することは困難であると思われるが，高齢者要介護の観点からは，疾患特異的な予防対策ではなく，高齢者のtotal healthを見据えた予防対策が必要であることは確かであろう．

ROADスタディやLOCOMOスタディなど一般住民を対象とした骨関節疾患を予防目的とするコホートスタディが進行中であることは，運動器障害の予防にとってきわめて重要である．今後続行中の追跡研究から，OAの発生，悪化に影響を及ぼす予防可能な要因についてのエビデンスの積み重ねが，高齢者のQOLの維持改善に貢献することを期待するものである．

文献

1) 厚生労働省：平成22年国民生活基礎調査の概況 2要介護者等の状況［http://www.mhlw.go.jp/toukei/saikin/hw/k-tyosa/k-tyosa10/4-2.html］
2) Yoshimura N, et al：Cohort profile: research on Osteoarthritis/Osteoporosis Against Disability study. Int J Epidemiol. 2010;39(4):988-95.
3) Yoshimura N, et al：Prevalence of knee osteoarthritis, lumbar spondylosis, and osteoporosis in Japanese men and women: the research on osteoarthritis/osteoporosis against disability study. J Bone Miner Metab. 2009;27(5):620-8.
4) Yoshimura N, et al：Prevalence of knee pain, lumbar pain and its coexistence in Japanese men and women: The Longitudinal Cohorts of Motor System Organ (LOCOMO) study. J Bone Miner Metab. 2013. in press.
5) Muraki S, et al：Incidence and risk factors for radiographic knee osteoarthritis and knee pain in Japanese men and women: a longitudinal population-based cohort study. Arthritis Rheum. 2012;64(5):1447-56.
6) メタボリックシンドローム診断基準検討委員会：メタボリックシンドロームの定義と診断基準．日内会誌．2005;94(4):794-809.
7) Examination Committee of Criteria for 'Obesity Disease' in Japan; Japan Society for the Study of Obesity. New criteria for 'obesity disease' in Japan. Circ J. 2002;66(11):987-92.

8) 厚生労働省：平成20年国民健康・栄養調査結果の概要 [http://www.mhlw.go.jp/houdou/2009/11/dl/h1109-1b.pdf]
9) Yoshimura N, et al：Accumulation of metabolic risk factors such as overweight, hypertension, dyslipidaemia, and impaired glucose tolerance raises the risk of occurrence and progression of knee osteoarthritis：a 3-year follow-up of the ROAD study. Osteoarthritis Cartilage. 2012；20(11)：1217-26.
10) Yoshimura N, et al：Does mild cognitive impairment affect the occurrence of radiographic knee osteoarthritis? A 3-year follow-up in the ROAD study. BMJ Open. 2012；2(6). [http://bmjopen.bmj.com/cgi/content/full/bmjopen-2012-001520]

（吉村典子）

第2章

変形性膝関節症の診断

診断に関して，ACR，WOMAC®，JKOMから7項目の重要な症状・理学所見を挙げました。関節リウマチ・偽痛風などの炎症疾患や，骨壊死・骨折などとの鑑別診断も解説しています。

画像所見については，X線撮影法，X線所見のポイント，X線分類を図でわかりやすく説明しました。最新の知見として，三次元の評価法やMRIを用いた軟骨の評価法についても盛り込みました。

第2章 変形性膝関節症の診断

1 症状・理学所見

Point

- 変形性関節症（OA）の定義や診断を明確に述べるのは難しく，変形性膝関節症（膝OA）に関するもので確立された診断基準はない。
- ACR，WOMAC®，JKOMなどの評価基準から，膝OAの症状・理学所見としては **1** 疼痛・圧痛，**2** 動きに伴う軋音，**3** こわばり，**4** 骨性の突出，**5** 関節液の貯留，**6** 可動域制限，**7** 膝関節を使用するADLの障害が挙げられる。

I．変形性膝関節症の診断

　膝関節に限らず，OAの定義や診断を明確に述べるのは難しい。いろいろな患者を多数診てきた医師が，なんとなくOAと診断し，それが多くの場合当たっているというのが現状であろう。数学のような解の一意性が高い学問はともかく，医学のようなあいまいさを身上とするような学問では，はっきりさせようとすればするほど，真実から遠ざかる場合がある。大枠でとらえることが真実に近づく道である。一方，正確な診断の重要性は異論のないところであって，治療はそこからスタートする必要がある。

　正確な診断のために用いられるツールとして多くの疾病に診断基準があるが，膝OAに関するもので確立されたものはない。よく知られたものとしては，米国リウマチ協会（American Rheumatism Association／現 米国リウマチ学会 ACR：American College of Rheumatology）が1986年に提唱した，膝OAの分類基準[1, 2]がある（表1）。また，症状やQOLについては，WOMAC®やJKOMのような評価基準が提唱されていて，介入前後の比較などの臨床研究に広く用いら

表1 変形性膝関節症の分類基準 (Clinical, ARA, 1986)
原著ではツリー表示で正確に再現するとこのようになる。
(Kelley's Textbook of Rheumatologyとは若干異なる)

① 膝関節の疼痛	①＋②＋③＋⑤
② crepitus	または
③ 30分以内の朝のこわばり	①＋②＋④
④ 骨性の突出	または
⑤ 38歳以上の年齢	①＋④

れている[3, 4]。これらの分類基準や評価基準は，膝OAの症状や理学所見を知る上では根拠のあるものと考えられるため，これらを参考にしてまとめると，次のような症状や理学所見が挙げられる。**1**疼痛・圧痛，**2**動きに伴う轢音，**3**こわばり，**4**骨性の突出，**5**関節液の貯留，**6**可動域制限，**7**膝関節を使用するADLの障害である。これらの7項目は，膝OAにある程度共通してみられる要件であり，特に疼痛は最も基本的な事項である。また，関節動揺性が存在する場合もある。以下に，それぞれについて詳述する。

II．症状と理学所見

1 ― 疼痛・圧痛

「膝の痛み」，あるいは「下肢の痛み」として訴えることが多い。

a 発症の形式

多くの症例で，痛みは徐々に始まる。日時が指定できるような急性発症の場合は，特発性大腿骨内顆骨壊死や脆弱性骨折，炎症性疾患では痛風や偽痛風などのほかの疾患であることが多い。

b 疼痛の経過と性状

初期では，疼痛は軽度であり，特に朝の起床後や長時間座っていたあとに動き出すときに痛みを感じること(starting pain)が主体である。いったん歩行を始めると，痛みが軽減する場合が多い。また，通常は安静時痛や夜間痛はない。病状が進行してくると，階段昇降時や歩行時の痛みも出現してくる。痛みの性状は，荷重時や動作時のキリッとした痛みである場合が多く，持続的な痛みであることは少ない。

c 疼痛の部位

内側型膝OAであれば，内側大腿脛骨関節であることが多い。同様に外側型であれば，外側大腿脛骨関節面に疼痛が存在する。しかし，訴えとしては，膝全体であったり，膝蓋骨周囲であったりと，特定できない場合もある。下腿の外側や大腿の外側に痛みを訴える場合は坐骨神経痛のことが多く，変形性腰椎症や腰部脊柱管狭窄症との鑑別が必要となる。

d 圧痛

大腿脛骨関節面に沿って，疼痛のある部位と一致して存在する。また，膝蓋大腿関節の関節症変化がある場合は，膝蓋骨を押し付けたり(patella grinding test)，内外側にずらして膝蓋骨の関節面を押したりすると痛みを訴える場合がある。

8 ─ その他の理学所見

a 下肢アライメント

画像上でも確認できる変化であるが，肉眼的な所見としても重要である．立位もしくは仰臥位で観察する．内反膝（O脚）では踵をそろえ，開いている膝関節部内側間の距離を，○横指と表現する．外反膝では，膝関節をそろえ，開いている足関節内踝の距離を同様に表現する．

b 歩行時のlateral thrust

内側型膝OAでは，内側大腿脛骨関節の軟骨の摩耗があるため，内外反の動揺性が生じていることがある．遊脚期に接触していなかった内側大腿関節面が，立脚期に接触することで，膝関節の内反が増加し，膝関節が外側に移動するように見える．このような前額面でのアライメント変化をlateral thrustと呼び，歩行を観察することでその有無を確認できる．

c 膝関節周辺の筋委縮

特に大腿四頭筋の萎縮はよくみられる所見である．膝蓋骨底から10cm近位での周径を測定し左右を比較することで，病状の程度が評価できる．大腿四頭筋の中でも，内側広筋の斜走部の筋萎縮は早期より出現するとされる．

文献

1) Altman R, et al：Development of criteria for the classification and reporting of osteoarthritis. Classification of osteoarthritis of the knee. Diagnostic and Therapeutic Criteria Committee of the American Rheumatism Association. Arthritis Rheum. 1986；29(8)：1039-49.
2) Firestein GS, et al, ed：Kelley's Textbook of Rheumatology. 9th ed. Elsevier, 2013, p1636-45.
3) 渡邊裕之，他：変形性膝関節症におけるQuality of Life(QOL)と身体特性との関係 日本版膝関節症機能評価尺度(JKOM)を用いた評価．理学療法学．2007；34(3)：67-73.
4) 岩谷 力，他：運動器の10年 運動器疾患のEvidence 変形性膝関節症に対する大腿四頭筋訓練の効果に関するRCT．リハ医．2006；43(4)：218-22.
5) D'Lima DD, et al：The 2011 ABJS Nicolas Andry Award：'Lab'-in-a-knee：in vivo knee forces, kinematics, and contact analysis. Clin Orthop Relat Res. 2011；469(10)：2953-70.

〈津村 弘〉

第2章 変形性膝関節症の診断

2 画像所見

> **Point**
> - 変形性膝関節症（膝OA）の診断や病期分類は，症状の有無に関係なく単純X線によって行われている。
> - 近年，MRIの進歩により関節軟骨評価に関する新しい知見が得られている。
> - したがって，膝OAの病態を正しく認識する上で画像所見の理解は重要である。

Ⅰ．単純X線

1 撮影法

膝関節2方向（正面像，側面像）と膝蓋骨軸写像が基本となる。正面像は荷重時の評価が重要なため立位が推奨される。また，Rosenberg撮影（膝関節立位45度屈曲位にて後方から撮影）は関節裂隙変化をより鋭敏に評価することが可能である[1]（図1）。

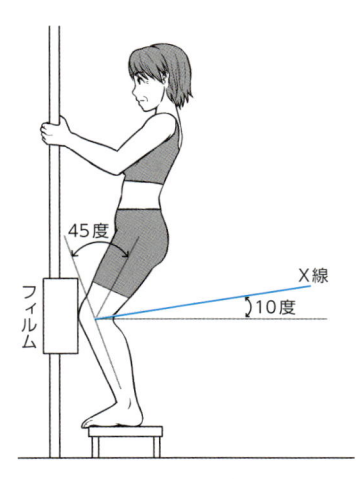

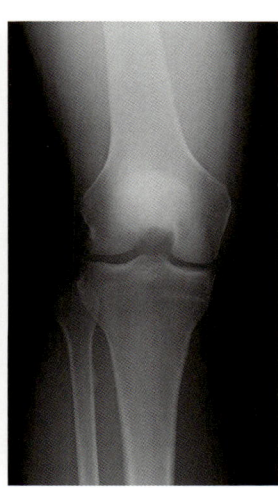

Rosenberg撮影の方法

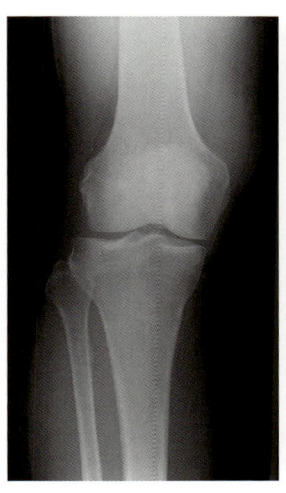

立位膝正面像　　Rosenberg撮影
Rosenberg撮影法では，立位正面像に比べて関節裂隙がより鋭敏に評価可能となる。

図1 Rosenberg撮影

2 ― 単純X線による膝OA所見のポイント[2]

a 骨棘形成
初期には脛骨顆間隆起部や脛骨内外側縁にみられるが，病期の進行により膝関節全体にみられるようになる。

b 関節裂隙狭小化
関節軟骨の摩耗変性により生ずる。主に大腿脛骨関節の内側に認められる。

c 軟骨下骨の骨硬化像
軟骨の摩耗変性により関節への荷重負荷が増大し，軟骨下骨に微小骨折と修復機転が繰り返された結果生ずる。関節裂隙狭小化がみられる内側に多い。

d 膝関節アライメントの変化
内側関節裂隙の狭小化や内側の軟骨下骨の骨硬化により膝関節自体は内反のアライメントを呈する。

そのほか，骨欠損，骨萎縮，骨囊腫形成，関節遊離体，関節亜脱臼などの所見が認められる。

3 ― 単純X線による膝OAの病期分類

膝OAの病期分類は，KellgrenとLawrenceが提唱したKellgren-Lawrence分類（K-L分類）が基本となっている[3]。これは，膝関節立位正面像において骨棘形成と関節裂隙狭小化を中心に評価したもので，現在まで広く世界で用いられている。K-L分類では一般的にgrade 2以上を膝OAとすることが多い（図2）。

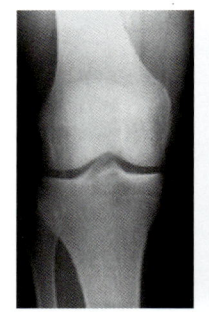

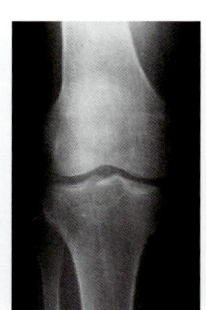

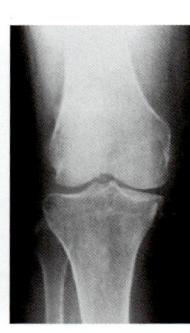

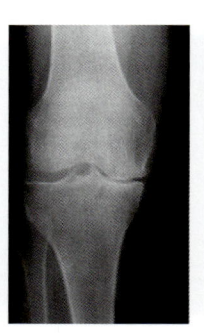

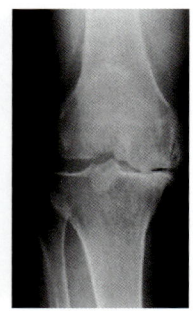

Grade 0 Grade 1 Grade 2 Grade 3 Grade 4

図2 Kellgren-Lawrenceによる変形性膝関節症のX線病期分類
X線gradeが進行するにつれて，骨棘形成，内側関節裂隙の狭小化，軟骨下骨の骨硬化像，膝関節の内反アライメントが増強する。

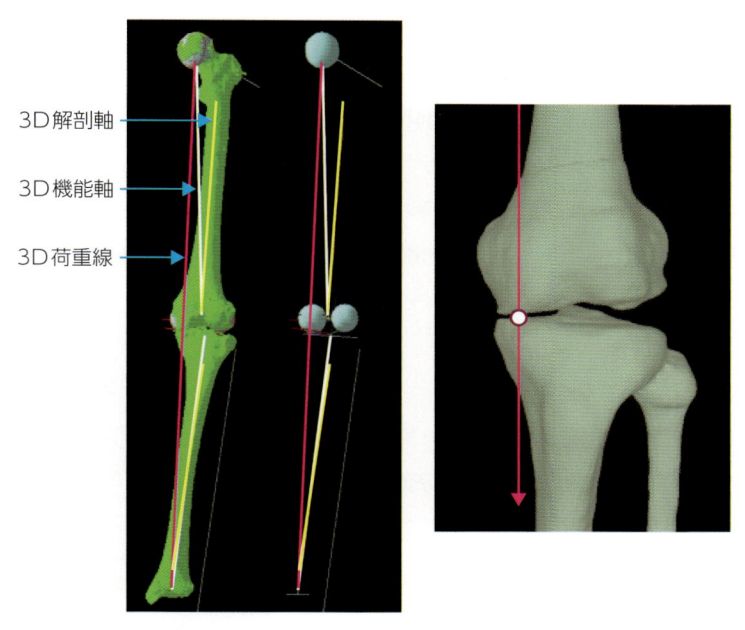

図3 三次元下肢アライメント評価システムによる解析
三次元下肢モデルの作成により，下肢荷重線の膝関節通過点も三次元的に評価が可能となる。

4 — 新しい画像評価システム

a 三次元下肢アライメント評価システム[4]

　単純X線は二次元かつ膝関節に限局した評価であり実際の病態とは異なる点も指摘されている。本システムでは，立位下肢全長の2方向X線とCT像から三次元骨モデルを構築し，立位荷重時の膝関節および下肢全体の骨形状やアライメントの三次元評価が可能である（図3）。

b KOACAD (knee OA computer assisted diagnosis)[5]

　膝OAの画像評価では，常に評価者内および評価者間誤差が問題となる。本システムは，二次元ではあるが骨棘や関節裂隙，FTA（大腿脛骨角）の計測を全自動化することにより上記の誤差が0となり，さらに多数例を短時間に解析することが可能となっている。

II. MRI

　MRIは既述した，単純X線では評価が困難な関節軟骨，骨髄，半月板，靱帯などの組織の病態を検知することが可能であり，特に初期の膝OAの診断評価に有効である。

1 ─ 撮像条件

一般的に縦緩和時間（T1）強調画像，横緩和時間（T2）強調画像およびプロトン密度（PD）強調画像が使用される。また，脂肪抑制像を用いたT2またはPD強調画像も用いられる。T1強調画像は骨および骨髄内病変の評価に有用であり，T2強調画像は軟骨，半月板，靱帯などの組織の評価に有用とされる。また，PD強調画像は半月板の評価に有用とされ，脂肪抑制像は関節軟骨の形態評価に優れている。

2 ─ MRIによる膝OA病変の評価

関節軟骨は変性部に一致して信号強度の上昇，表面の不整や菲薄化がみられ，関節鏡による軟骨病変の分類をもとにしたMRI診断用の分類が用いられている[6]。軟骨下骨部では骨硬化を反映してT1強調画像，T2強調画像ともに低信号を示す。また，脂肪抑制T2強調画像では，骨硬化部位の周囲に骨髄浮腫を示す高信号領域が描出されることが多い。前・後十字靱帯や内外側の半月板は，いずれも実質部の変性や損傷を示すT2強調画像での内部高信号や線維走行の不整，種々の断裂の所見が見られる（図4）。

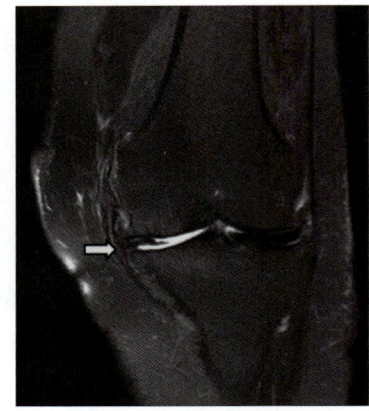

図4 変形性膝関節症のMRI像
T2強調画像にて内側コンパートメント（矢印）の軟骨摩耗，半月変性，関節液貯留が認められる。

3 ─ 関節軟骨の質的評価[7]

一般的な撮像法でのMRIは基本的に関節軟骨表面の形態評価に有用であるが，軟骨内の変性などの評価には必ずしも鋭敏とは言えない。近年，軟骨内の質の変化を評価可能な新しい撮像法が臨床応用されている。

a T2マッピング

T2マッピングは軟骨内のコラーゲン配列と水分含有量を測定することにより，早期膝OAもしくは膝OA発症前の関節軟骨の変性の定量的な評価が可能とされる。実際の臨床では，測定値を段階的に定量化し色づけしたカラーマッピングによる視覚的評価と関心領域を設定した実際の測定値で評価が行われる（図5）。

b T1ρマッピング

本法は軟骨中の基質構成高分子であるGAG（glycosaminoglycan）濃度および水分含有量を定量的に測定評価する撮像法である。GAGはコラーゲン配列よりも先に変化が生ずるとされており，この点でT2マッピングよりもさらに初期の膝OAの変化を検知できる可能性がある。臨床応用では，T2マッピングと同様にカラーリングによる視覚的評価と関心領域を設定したT1ρ測定で評価を行う（図5）。

| 20 regular | T2 value (msec) collagen arrangement | 60 irregular | 40 regular | T1ρ value (msec) GAG concentration | 80 irregular |

T2 mapping (lateral)　　　T1ρ mapping (medial)

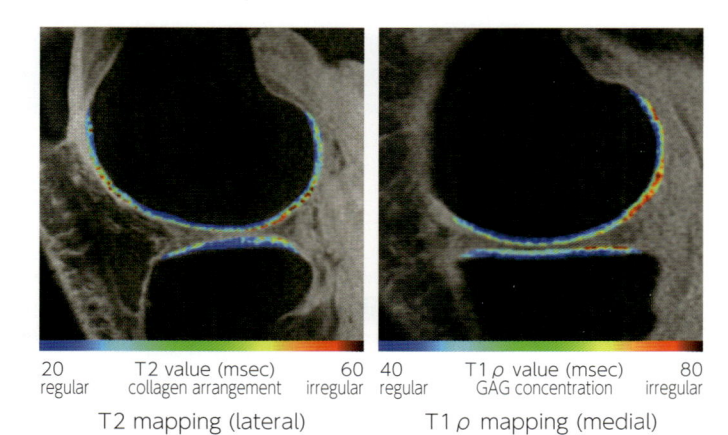

図5 T2マッピングとT1ρマッピング

両撮像法とも関節軟骨の変性の程度がカラーマッピングにより定量的かつ視覚的に評価可能である。

(千葉大学大学院医学研究院 整形外科 渡辺淳也先生のご厚意による)

文献

1) Rosenberg TD, et al: The forty-five-degree posteroanterior flexion weight-bearing radiograph of the knee. J Bone Joint Surg Am. 1988; 70(10): 1479-83.
2) 岩谷 力, 編: 変形性膝関節症の保存的治療ガイドブック-改訂版. メディカルレビュー社, 2006, p62-73.
3) Kellgren JH, et al: Radiological assessment of osteo-arthrosis. Ann Rheum Dis. 1957; 16(4): 494-502.
4) Sato T, et al: Three-dimensional lower extremity alignment assessment system: application to evaluation of component position after total knee arthroplasty. J Arthroplasty. 2004; 19(5): 620-8.
5) 岡敬 之:【骨・関節疾患の疫学研究の現状と今後】膝関節症X線像の新しい測定法 KOACAD. 整・災外. 2012; 55(13): 1637-42.
6) Yoshioka H, et al: Magnetic resonance imaging of articular cartilage of the knee: comparison between fat-suppressed three-dimensional SPGR imaging, fat-suppressed FSE imaging, and fat-suppressed three-dimensional DEFT imaging, and correlation with arthroscopy. J Magn Reson Imaging. 2004; 20(5): 857-64.
7) 渡辺淳也:【変形性膝関節症をめぐる進歩】(Part3)変形性膝関節症の評価 変形性膝関節症のMRI評価. Bone Joint Nerve. 2012; 2(1): 67-73.

(大森 豪)

第2章 変形性膝関節症の診断

3 鑑別診断

Point

- 変形性膝関節症（膝OA）の鑑別疾患としては種々の疾患が考えられる（**表1**）。
- 膝OAと鑑別すべき疾患として重要なものについて診断のポイントを押さえる。

表1 変形性膝関節症と鑑別すべき主な疾患

炎症性疾患	非炎症性疾患
1）関節リウマチ	1）特発性大腿骨顆部骨壊死
2）偽痛風	2）脛骨顆部不顕性骨折
3）化膿性関節炎	3）変性半月板障害
4）結核性関節炎	4）神経病性関節症（シャルコー関節）
	5）血友病性関節症

Ⅰ．炎症性疾患

1 ― 関節リウマチ

女性に多い。両膝に関節腫脹や熱感を伴う関節炎を認めることが多い。また，他の関節に対称性の関節腫脹や疼痛を認める。関節液は混濁し粘稠度は低く多数の白血球を認める。

単純X線では，内反変形などのアライメント変化は比較的軽度で，関節周囲の骨萎縮を認めることが多い。進行例では，内外側の関節裂隙が狭小，消失する。

血液検査にてCRPや血沈など炎症性マーカーの亢進に加えて，リウマチ反応（RF）や抗CCP抗体が陽性となる。

2 ― 偽痛風 [1]

ピロリン酸カルシウムにより誘発される結晶性関節炎である。男性に多く，強い疼痛と腫脹，発赤が発作的に生ずる。関節液は混濁し，偏光顕微鏡検査にてピロリン酸カルシウム結晶が認められる。

単純X線では，半月板の石灰沈着が特徴的な所見である（**図1**）。

血液検査では，血沈亢進，CRP上昇，白血球増多など急性炎症の所見がみられる。

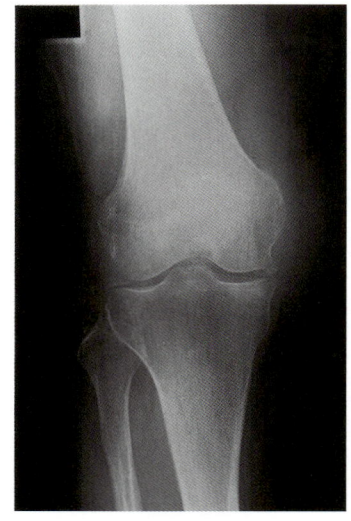

図1 偽痛風
内外側半月板の石灰沈着を認める。

3 ― 化膿性関節炎[2]

関節内注射や抵抗力低下（易感染性宿主：immunocompromised host）などが原因で細菌が膝関節内に侵入して生ずる。起炎菌としては黄色ブドウ球菌が最多であるが，近年，メチシリン耐性ブドウ球菌（MRSA）が増加している。

急性発症にて高度の疼痛，腫脹，発赤を生ずる。関節液は膿状を呈することが多いが，真菌感染では血性となることも多い。

単純X線では骨髄内に病巣がある場合，骨溶解像を呈することがある。また，短期間に変形が進行することがある。

4 ― 結核性関節炎

結核性関節炎は単関節炎として股関節と膝関節に好発し，頻度は稀であるが忘れてはならない疾患である。

膝関節全体の腫脹がみられるが，発赤や熱感は少なく皮膚も蒼白であることが多い。血液検査ではCRPや血沈などの炎症性マーカーは正常もしくは軽度増加にとどまる。

関節液は軽度混濁し粘稠度は低い。関節液培養や滑膜の核酸増幅法（PCR：polymerase chain reaction）にて結核菌が証明される。

単純X線ではびまん性の骨萎縮や内外側関節裂隙の狭小化，虫食い像がみられる。

II．非炎症性疾患

1 ― 特発性大腿骨顆部骨壊死[3]

軟骨下骨の微小骨折により発症し，骨壊死様病変は二次性変化と考えられている。急性発症にて膝内側部痛が出現する。動作時痛のみならず夜間・安静時の自発痛が特徴的である。多くの場合，関節腫脹を伴う。

単純X線では大腿骨内顆部に限局性の骨吸収像を認める。初期ではX線で異常がみられないことも多いが，MRIではT1強調画像で病変部に低信号域を認める（図2）。

2 ― 脛骨顆部不顕性骨折[4]

脛骨近位部の海綿骨部に生ずる骨脆弱性を基盤とした微小骨折で，誘因なく膝内側部に高度の疼痛を生ずる。圧痛部位を厳密に評価し，内側関節裂隙ではなく脛骨近位内側部であることより本症を疑う。

単純X線では急性期に異常はみられないが，MRIではT1強調画像で脛骨近

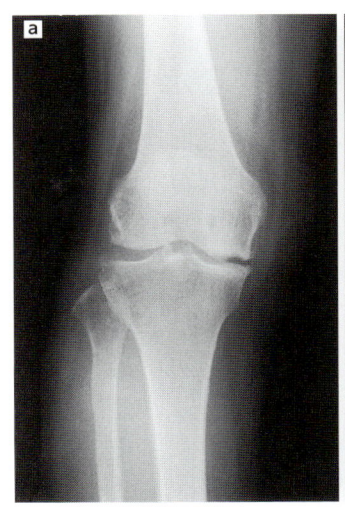

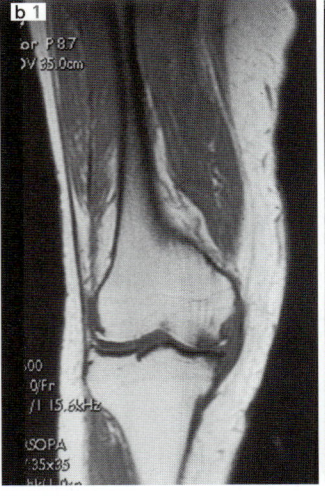

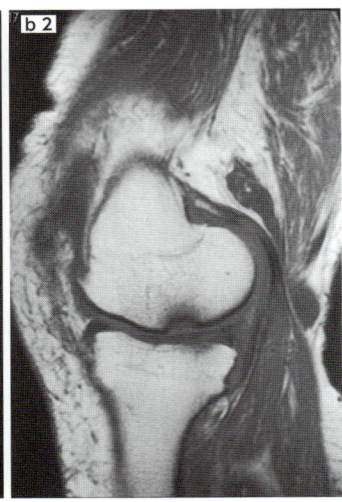

図2 突発性大腿骨顆部骨壊死
a：大腿骨内顆部の凹変形と周囲の骨硬化像。
b：MRIにて壊死部の陥没および低輝度領域を認める。

位内側部を中心に骨髄内出血を示す広範囲の低信号域が出現する（**図3**）。

3 ─ 変性半月板障害

膝OAにおける強い引っかかり感や膝のロッキングといった嵌頓症状は，変性半月板障害が主原因のことが多く，治療選択においても鑑別を必要とする。

診断にはMRIが有用で，有症状部に一致してバケツ柄断裂や変性断裂などを認めるが，骨棘や遊離体などの関与を厳密に評価する必要がある。

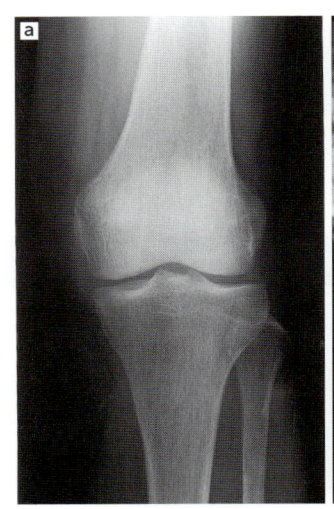

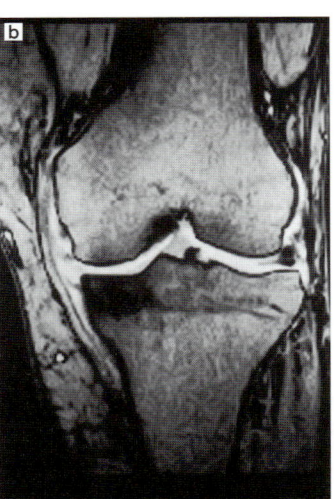

図3 脛骨顆部不顕性骨折
a：単純X線では特に異常を認めない。
b：MRIにて脛骨内顆部の広範な低輝度領域を認める。

4 ─ 神経病性関節症（シャルコー関節）[5]

脊髄癆，糖尿病神経障害，脊髄空洞症，先天性無痛覚症などの原因疾患により，痛覚や深部知覚が障害され，高度の関節破壊を生ずる。高度の関節変形と腫脹，不安定性が認められるが，疼痛は中等〜軽度のことが多い。単純X線では，関節の破壊像と修復像が混在した無秩序な関節変形がみられる（**図4**）。

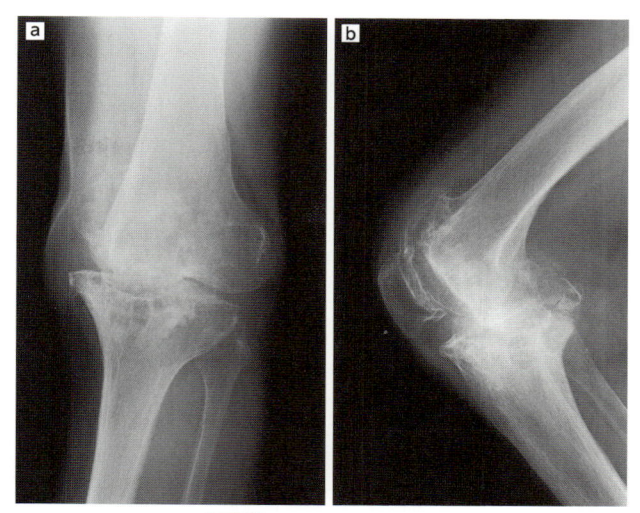

図4 神経病性関節症

膝関節の破壊と修復が混在した高度の変形を認める。

5 — 血友病性関節症

血液凝固因子（第Ⅷ因子または第Ⅸ因子）の先天的欠乏により関節内出血を繰り返し，最終的に高度の関節変形をきたす．劣性遺伝で男性に多い．

単純Ｘ線では，年齢に比して高度の関節破壊を生じており強直に至る場合もある．

文　献

1) 越智隆弘, 他編：膝関節・大腿 最新整形外科学体系第17巻．中山書店, 2006, p258-61.
2) 越智隆弘, 他編：膝関節・大腿 最新整形外科学体系第17巻．中山書店, 2006, p262-66.
3) 黒坂昌弘, 編：整形外科 Knack & Pitfalls 膝関節外科の要点と盲点．文光堂, 2005, p283-7.
4) 由野和則, 他：MRIにて診断した高齢者の脛骨顆部骨損傷症例の検討．新潟整外研会誌．2004;20(2):99-101.
5) 星野雄一, 他編：NEWエッセンシャル整形外科学．医歯薬出版, 2012, p271-2.

〈大森 豪〉

第3章
変形性膝関節症における生活指導

膝OAは患者さんへの生活指導も重要になってきます。体重コントロール，歩行，靴，および坐位に関する工夫について，写真でわかりやすく示しています。それぞれの注意事項も併記してあります。

第3章 変形性膝関節症における生活指導

日常生活動作に対する生活指導

Point

- 日常生活状況について把握し，症状を憎悪させる動作や習慣に対して，膝関節への過負荷を防ぐような生活指導を行う。
- 体重過多の場合は減量に努める。その際は生活習慣に合わせ，運動と食事のコントロールの両面に対してアドバイスを行う。
- 長時間歩行や頻回の階段昇降，床からの立ち上がり・しゃがみ動作を避けたり，膝装具や歩行補助具を利用したりすることにより，膝関節の過負荷を軽減するアドバイスを行う。

I．体重コントロール

注意事項

1) 運動量としては，1回に長時間行うよりも，短時間でも週2～3回を継続して行う。
2) 運動によって膝関節を含めた関節痛や回復しない筋肉痛が出現した場合は，運動を中止したり運動量を軽減したりする。
3) 運動中にめまいや動悸などの気分不良が出現した場合は中止する。

本疾患においては体重制限が予防・治療の第一である（図1）[1,2]。体重が1kg増すごとに本疾患の発生頻度が10％近く高くなるとされており[2,3]，体格指数（BMI）値などを参考に，運動と食事の両面で体重のコントロールを行うことが非常に重要である。BMIおよび標準体重は下記の式で計算される。

$$BMI = 体重(kg) \div [身長(m) \times 身長(m)]$$
$$標準体重(kg) = 身長(m) \times 身長(m) \times BMI標準値$$

BMIは18.5未満で「やせ」，18.5以上25未満で「標準」，25以上30未満で「肥満」，30以上で「高度肥満」の判定となる。また，BMI標準値は一般的には22とされている。

減量方法として，BMI値を指標に体力に応じた運動を行うが，運動の種類としては水中歩行エクササイズや水泳が膝関節への負荷が少ない。頻度として

は，週に2～3回は行うようにする。

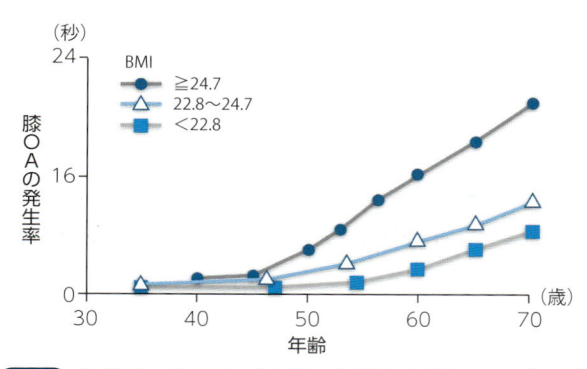

図1 体重（BMI）の差が変形性膝関節症発生に及ぼす影響

（文献1, 2）より引用）

II. 歩行の工夫

●　注　意　事　項　●

1) 最近の杖は，デザインや材質も様々で，折りたたみ式など種類も豊富になっているので，まずは杖に関する情報を入手する。
2) 通常の傘の先端は滑りやすいものが多く，傘杖の代わりに通常の傘を使用するのはかえって危険性を伴うので注意する。

　長時間歩行や頻回の階段昇降，床からの立ち上がり・しゃがみ動作は，膝関節に負担をかける。その際に杖や手すりを利用すると，膝関節への荷重が免荷される[4]。しかし，外見の問題などから杖の利用を好まない人もいる。そのよ

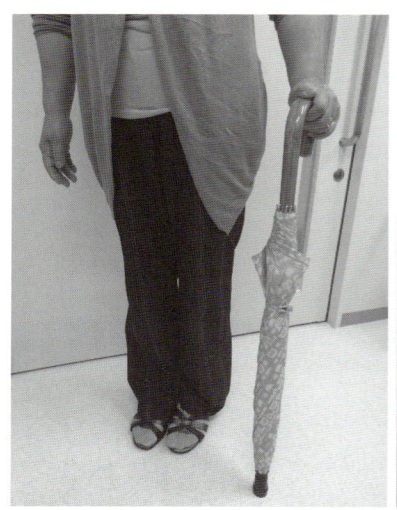

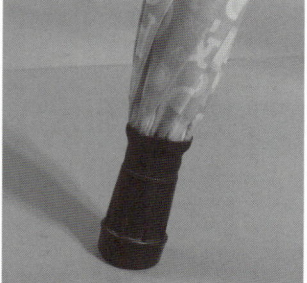

a 傘杖使用時　　b 傘杖先端の杖先ゴム
図2 傘杖

日常生活動作に対する生活指導

うな場合は外見は傘の形状で，支柱や杖先ゴムは通常の杖のものを使用した傘杖を勧めると，女性のみならず男性においても杖の受け入れがよい（図2）。また，重い物を持つとその重量分の負荷がかかるので，重い荷物は直接持たずに，キャリーバッグなどを利用するほうがよい。

III．靴の工夫

注意事項

1) 医療保険で靴インサートタイプの足装具を作製する場合は，完成時に一旦全額を支払い，事後に書類申請を行い払い戻しを受ける償還払いを利用する。払い戻しの金額は，医療保険における負担額により異なり，3割負担の人は7割，1割負担の人は9割が払い戻される。
2) 靴が合わない場合は疼痛を我慢するなど無理をして履き続けるのではなく，足によく適合し，足部症状を伴わない靴に早めに変えるべきである。

　本症の原因となる体重過多あるいは加齢により，足部の縦アーチや横アーチが変化し，外反母趾や扁平足，開張足などの足部変形を生じていることがある。そしてそのことが歩行時の足部接地の際に膝への負担となる場合がある。このような負担を軽減する方法として，靴底に弾力性のある素材や中敷きを使用することも一つの方法である。市販の靴の中にも中敷き自体にクッション性の高い材質を用いたものや縦アーチをサポートしたもの，トーボックスがゆとりのあるデザインのものなどもあるので，靴を購入する際にはそのようなタイプのものを選択するとよい。また，足部疾患の診断がついている場合は，前述のような材質や構造をもった中敷きを，靴インサートタイプの足装具として医療保険を用いてオーダーメイドで作製することもできる（図3）。

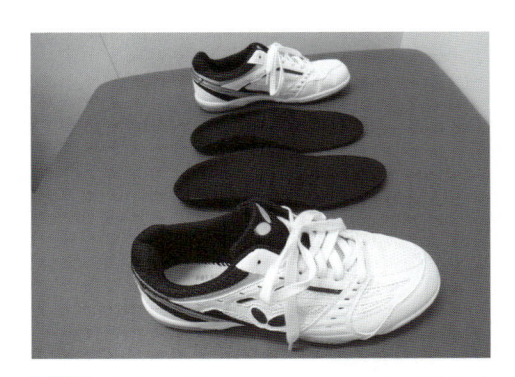

図3 中敷き（靴インサートタイプの足装具）

IV．坐位の工夫

注意事項

椅子からでも床からでも，立ち上がる場合は周囲に手すりをはじめとした支えになるようなものがあると，負担が少ない安定した立ち上がりができる。

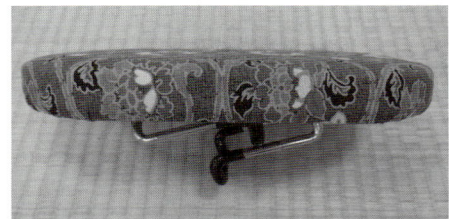

a 本体折りたたみ時　　　　　　　　　**b** 本体使用時

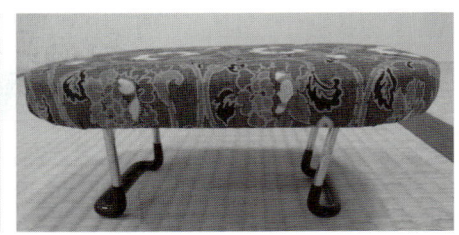

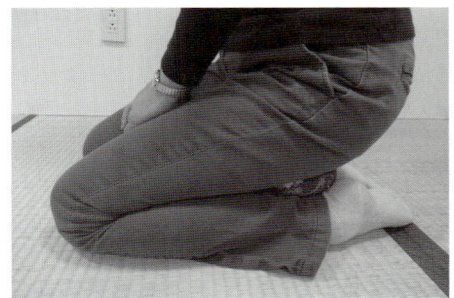

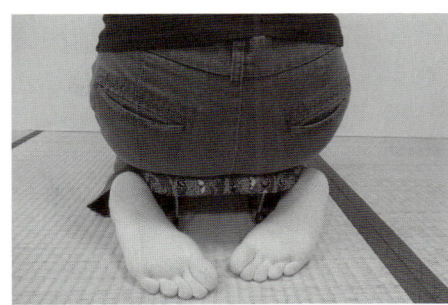

c 使用時側面　　　　　　　　　　　　**d** 使用時後面

図4 正座椅子

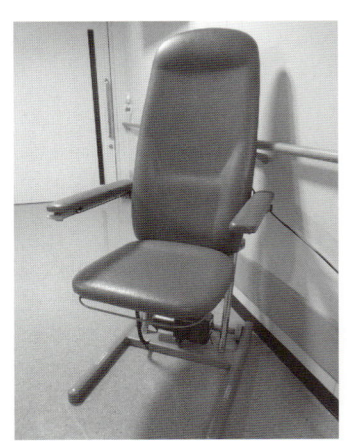

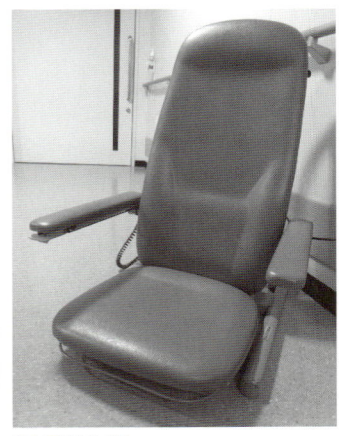

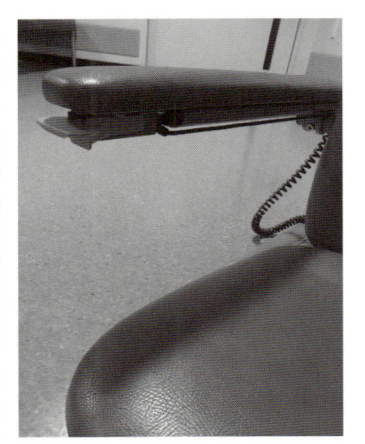

a 最高位置　　　　　　**b** 最低位置　　　　　　**c** 昇降レバー

図5 昇降式椅子

　正座や，床からの立ち上がり・しゃがみ動作の際に生じる膝関節への過負荷を避けるため，椅子を用いた洋式の生活が勧められる．しかし，和式の生活でも長坐位にしたり正座椅子などを利用したりすれば膝への負担を軽減することが可能になる．正座椅子には折りたたみができるタイプもあり携帯できる（図4）．

　昇降式の椅子は高さの調整ができるだけではなく，椅子の高さを最低位にすれば，床面から椅子座面までの高さは座シートの厚さ分のみとなり，容易に床から座ったまま移動して座シートに移乗でき，その後はスイッチ操作で座シートを高位にすることで，容易に立ち上がりが可能である（図5）．

文献

1) Felson DT, et al:Weight loss reduces the risk for symptomatic knee osteoarthritis in women. The Framingham Study. Ann Intern Med. 1992;116(7):535-9.
2) Gelber AC, et al:Body mass index in young men and the risk of subsequent knee and hip osteoarthritis. Am J Med. 1999;107(6):542-8.
3) 豊永敏宏：運動器疾患の進行予防ハンドブック 予防・治療・リハビリテーション．医歯薬出版, 2005, p38-52.
4) 浅見豊子, 他：杖歩行パターンと体重からみた脚荷重量 荷重計測用杖を用いて．理学診療．1994;5(2):130-3.

（浅見豊子）

第4章

変形性膝関節症の運動療法

本書の中心となる膝OAの運動療法についての章です。まず，運動療法の適応，注意事項，運動強度について解説してあります。適応については，重度の変形でもほぼ全例に適応があることがわかります。運動強度に関しては低負荷から開始することを勧めています。

次に運動療法のエビデンスに関して，RCTにより有効性が認められた運動を紹介しています。膝周囲の運動療法をはじめ，他部位の筋力強化や有酸素運動も有効であることを示しています。運動療法の実際や，X線上の分類を基にした処方例，限界についても記載しています。Closed Kinetic Chainエクササイズや，現在注目されている新しいトレーニング法であるハイブリッドトレーニングシステムについても，その有効性をわかりやすく記載しています。

電気刺激療法については，その機序や生理学的効果，実際の方法が示されています。

運動療法の禁忌に関しては，一般的な場合，心疾患を有する場合，肥満・糖尿がある場合など患者背景ごとに分けて記載しています。これはぜひ知っておかなければならない項目です。

また，膝OAに対して運動療法が有効であることは既に認められていると考えていますが，その理由と根拠を詳述しています。運動療法は，膝OAの改善にとどまらず，全身的な状態を健全に保つのに重要であることが理解できると思います。

第4章 変形性膝関節症の運動療法

1 運動療法の適応，基本的な注意事項，運動強度

Point

- 関節変形や疼痛が著明な重症例も，運動療法の効果が期待できる。
- 運動プログラムは，重症度のみで決定せず，患者の年齢や併存疾患，認知機能，生活スタイルなどを考慮する。
- 疼痛が強い症例に対しては，薬物療法，物理療法，歩行補助具，装具などを適切に併用する。
- 低負荷の運動から開始し，患者に適した運動負荷量を決定する。
- 定期的なフォローアップを行い，訓練内容の見直し，患者指導を継続することが重要である。

Ⅰ．運動療法の適応

注意事項

1) 高度関節変形や著明な疼痛がある症例，あるいは高齢者であっても，ほぼ全例が運動療法の適応となる。
2) 二次性膝OAの運動療法は，原因疾患によっては薬物療法や外科的治療が優先される場合があるため，専門医と連携し治療方針を立てなければならない。
3) 関節強直に至っている場合のROMエクササイズは逆に疼痛を増悪させる可能性があるため，控えるべきである。

1 ― 期待される効果

　一般的に行われている運動療法は，関節可動域（ROM：range of motion）エクササイズ（自動運動，他動運動，モビライゼーション），筋力強化エクササイズ（等尺性運動，等張性運動，等運動性運動），バランスエクササイズ，有酸素運動（水泳，ウォーキング，自転車エルゴメータ，太極拳）などがある。

　運動療法の効果としては，関節可動域の改善，筋力強化，筋過緊張の改善，疼痛緩和，減量による膝への負担軽減が挙げられる。また，全身へのアプローチにより腰痛，姿勢不良，姿勢制御障害の改善にもつながる。その結果，日常生活動作（ADL：activities of daily living）の向上，転倒予防（バランスの改善），病気の進行予防（手術回避，手術までの期間の延長），精神的安定やQOL

向上が期待できる。変形性膝関節症（膝OA）に対する筋力強化エクササイズの効果について，Langeらがまとめたものを**表1**に示す[1]。**図1**は，運動療法による下肢筋力向上と身体機能向上の関連を示したものである[2]。

表1 筋力強化エクササイズの効果

評価項目	有意に改善があった文献の割合（文献数）	
自覚症状		
疼　痛	56%	(10/18)
硬　さ	40%	(2/5)
身体能力	79%	(11/14)
QOL	33%	(2/6)
自己効力感	100%	(2/2)
抑うつ	0%	(0/2)
身体機能		
筋　力	64%	(9/14)
可動域	17%	(1/6)
動作能力		
歩行耐久性	50%	(1/2)
歩行時間	25%	(2/4)
最大歩行速度	100%	(4/4)
通常歩行速度	50%	(1/2)
階段昇降	60%	(3/5)
坐位からの起立	100%	(2/2)

（文献1）より一部改変）

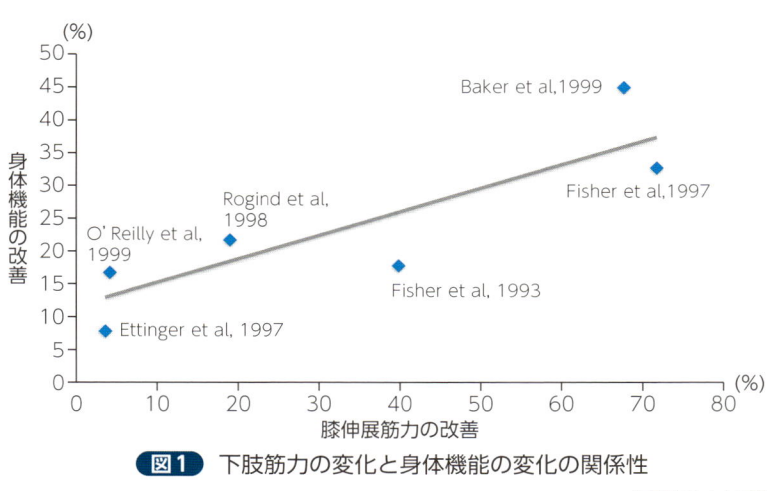

図1 下肢筋力の変化と身体機能の変化の関係性

（文献2）より引用）

であり，最大筋力の100％に相当する。関節運動を，最大10回繰り返すことのできる負荷量を10RM，最大20回では20RMという。筋力向上には1RMの60～65％が必要であると言われている。持久力を高めるには12～20RM程度に負荷量を減らし，疲労が生じるまで頻回反復運動を行う必要がある。

　しかし，理学的初見や画像所見のみで運動強度を決定することはできない。病態や年齢によってできる運動が違うため，各々に応じた運動負荷量を決定する必要がある。一般的には低い運動強度から開始し，徐々に繰り返し回数や抵抗力を増やしていく。運動療法は継続することが何より効果的であるため，日々の運動が単調にならないよう訓練内容を変更していくことも大切である。

表3　リハビリテーションの中止基準

1. 積極的なリハをしない場合
①安静時脈拍40/分以下あるいは120/分以上
②安静時収縮期血圧70mmHg以下または200mmHg以上
③安静時拡張期血圧120mmHg以上
④労作性狭心症の場合
⑤心房細動のある方で著しい徐脈または頻脈がある場合
⑥心筋梗塞発症直後で循環動態が不良な場合
⑦著しい不整脈がある場合
⑧安静時胸痛がある場合
⑨リハビリテーション実施前に既に動悸，息切れ，胸痛のある場合
⑩坐位でめまい，冷や汗，嘔気などがある場合
⑪安静時体温38℃以上
⑫安静時（SpO2）が90％以下
2. 途中でリハビリテーションを中止する場合
①中等度以上の呼吸困難，めまい，嘔気，狭心痛，頭痛，強い疲労感などが出現した場合
②脈拍が140/分を超えた場合
③運動時収縮期血圧40mmHg以上，または拡張期血圧が20mmHg以上上昇した場合
④頻呼吸（30回/分以上），息切れが出現した場合
⑤運動により不整脈が増加した場合
⑥徐脈が出現した場合
⑦意識状態の悪化
3. いったんリハビリテーションを中止し，回復を待って再開する場合
①脈拍が運動前の30％を超えた場合。ただし，2分間の安静で10％以下に戻らないときは以後のリハビリテーションを中止するか，またはきわめて軽労作のものに切り替える
②脈拍が120/分を超えた場合
③1分間10回以上の期外収縮が出現した場合
④軽い動悸，息切れが出現した場合
4. その他の注意が必要な場合
①血尿の出現
②喀痰量が増加している場合
③体重が増加している場合
④倦怠感がある場合
⑤食欲不振時・空腹時
⑥下肢の浮腫が増加している場合

2 — 運動療法中止基準

　高齢者や併存疾患のある症例は，運動療法による自覚症状やバイタルサインの変動に注意する。一般的に用いられている，運動療法の中止基準[10]を**表3**に示す。膝OAが重症なほど，運動による心負荷が大きいため，特に注意する[11]。また，循環器疾患や呼吸器疾患，糖尿病，腎機能障害，高血圧に対する運動療法の効果は既に明らかにされており，推奨される運動強度や中止基準がある。詳細は専門書を参考にして頂きたい。

文献

1) Lange AK, et al：Strength training for treatment of osteoarthritis of the knee：a systematic review. Arthritis Rheum. 2008；59(10)：1488-94.
2) Baker KR, et al：The efficacy of home based progressive strength training in older adults with knee osteoarthritis：a randomized controlled trial. J Rheumatol. 2001；28(7)：1655-65.
3) Petrella RJ, et al：Home based exercise therapy for older patients with knee osteoarthritis：a randomized clinical trial. J Rheumatol. 2000；27(9)：2215-21.
4) King LK, et al：Resistance training for medial compartment knee osteoarthritis and malalignment. Med Sci Sports Exerc. 2008；40(8)：1376-84.
5) Parlar S, et al：The Effects of Personal Disease Management on Insufficiency Levels and Quality of Life in Patients with Arthritis. Turkiye Klinikleri Tip Bilimleri Dergisi. 2010；30(4)：1236-45.
6) Yokochi M, et al：Effects of physical exercise prescribed by a medical support team on elderly lower extremity osteoarthritis combined with metabolic syndrome and/or type 2 diabetes. Geriatr Gerontol Int. 2012；12(3)：446-53.
7) Sherrington C, et al：Effective exercise for the prevention of falls：a systematic review and meta-analysis. J Am Geriatr Soc. 2008；56(12)：2234-43.
8) Toda Y, et al：Change in body fat, but not body weight or metabolic correlates of obesity, is related to symptomatic relief of obese patients with knee osteoarthritis after a weight control program. J Rheumatol. 1998；25(11)：2181-6.
9) Benito Peinado PJ, et al：[Physical exercise as non pharmacologic therapy in knee osteoarthritis]. Reumatol Clin. 2010；6(3)：153-60.
10) 日本リハビリテーション医学会，編：リハビリテーション医療における安全管理・推進のためのガイドライン. 医歯薬出版, 2006, p6.
11) Ries MD, et al：Relationship between severity of gonarthrosis and cardiovascular fitness. Clin Orthop Relat Res. 1995；(313)：169-76.

〔清水五弥子，椿原彰夫，目谷浩通〕

第4章 変形性膝関節症の運動療法

2 運動療法のエビデンス

Point

- 変形性膝関節症（膝OA）に対する運動療法の有効性は，ランダム化比較試験（RCT：randomized controlled trial）により証明されている。
- RCTにより有効性が認められた運動療法は，膝周囲の筋力強化をはじめ，股関節や足関節あるいは体幹の筋力強化，またエアロビクスや自転車エルゴメータといった有酸素運動など，様々な種類がある。
- 運動療法は，膝OAの疼痛をはじめとする機能障害の改善に有効であり，ADLやQOLの改善につながる。

Ⅰ．RCT，およびシステマティックレビューによる変形性膝関節症に対する運動療法のエビデンス

膝OAに対して，適切な指導のもとに行われた運動療法は，膝OAの疼痛をはじめとする機能障害の改善に有効であり，ADLやQOLの改善に繋がることがRCTにより証明されている[1～26]。Ettingerら[1]は，60歳以上の膝OAに対するRCTで，エアロビックエクササイズ（117名），抵抗運動（120名），健康教育（127名）の介入を行った。その結果，エアロビックエクササイズと抵抗運動で痛みや機能の改善を認めたと報告した（図1）。

Maurerら[2]は，50歳から80歳までの膝OAに対するRCTで，等運動性エクササイズ（49名）と教育的講義（49名）を比較し，等運動性エクササイズのほうが有効であったと報告した。Petrellaら[3]は，65歳以上の片側膝OAに対し，漸増的エクササイズ（91名）とNSAIDs（88名）を比較するRCTを行った。その結果，エクササイズ群のほうが，疼痛，機能とも有意に改善したと報告した（図2）。

van Baarら[4]はシステマティックレビューから，膝OAに対し，運動療法が有効であることを報告した。

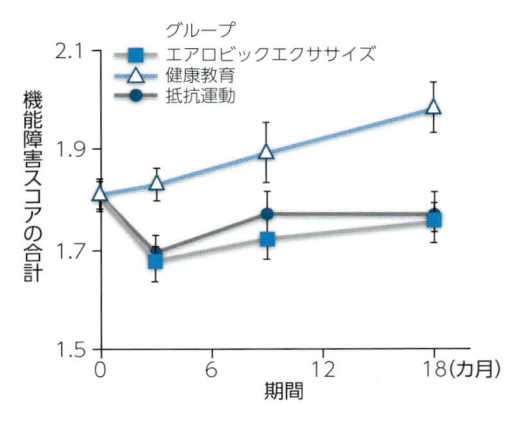

図1 EttingerらによるRCTの結果

（文献1）より引用）

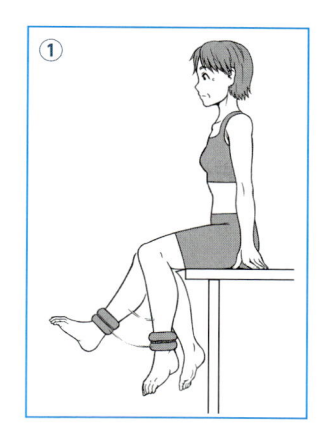

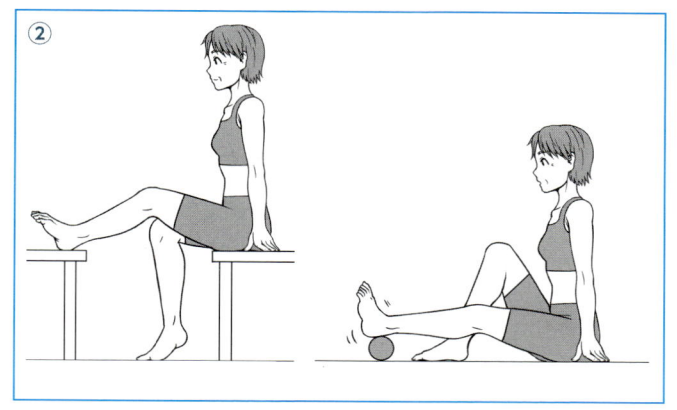

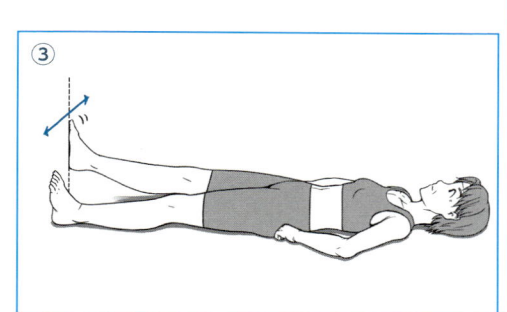

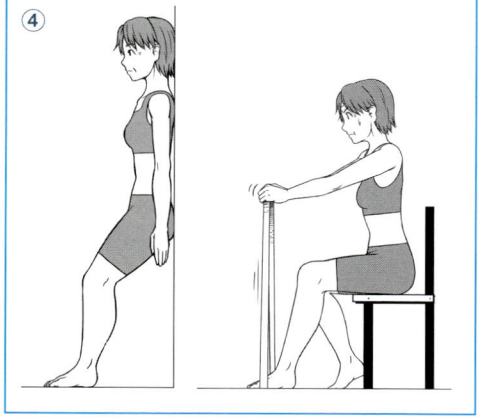

図2 Petrellaらによる漸増的エクササイズ

(文献3)より改変)

　日本整形外科学会は，151名の膝OAに対し大腿四頭筋エクササイズ（**図3**），SLRエクササイズ（**図4**）とNSAIDsを比較するRCTを行い，運動療法とNSAIDsに同様の効果があると報告した[5]。これまでのRCTには海外のものしかなかったが，日本整形外科学会が日本で行ったこのRCTは，日本人においても膝OAに対する運動療法は有効であるというエビデンスを示した点で意義深い。

　Farrら[6]は，初期膝OAに対するRCTで，171名に漸増的抵抗運動トレーニングを施行し，対照群（self management群）と比較した。その結果，すべての日常的な活動は，抵抗運動を行った群のほうが良好であった。

　Bennellら[7]は，膝OAに対するエクササイズについてシステマティックレビューにより，有効であることを報告した。中でも，継続の重要性と，継続していくための方法についても言及している。

　このように，膝OAに対する運動療法の有効性に関する多くのRCTおよびシステマティックレビューがあり，運動療法は有効であるというエビデンスがあると言える。

① 高めの椅子を用意する。椅子のふちにつかまり浅く腰掛ける。片方の膝を曲げ、もう片方は足首を直角に曲げ、膝をまっすぐ伸ばす。そのままで、踵を床から10cmの高さまでゆっくり挙げる。

浅く腰掛ける
前かがみに
できるかぎり伸ばす
椅子は高めのものを
椅子のふちにつかまる

② 床から10cmの高さで、5秒間脚を停止する。その後にゆっくり下ろす。

10cm

③ 床に脚をつけたら2〜3秒休む。①〜③を20回繰り返す。左右脚を替えて①〜③を20回繰り返す。

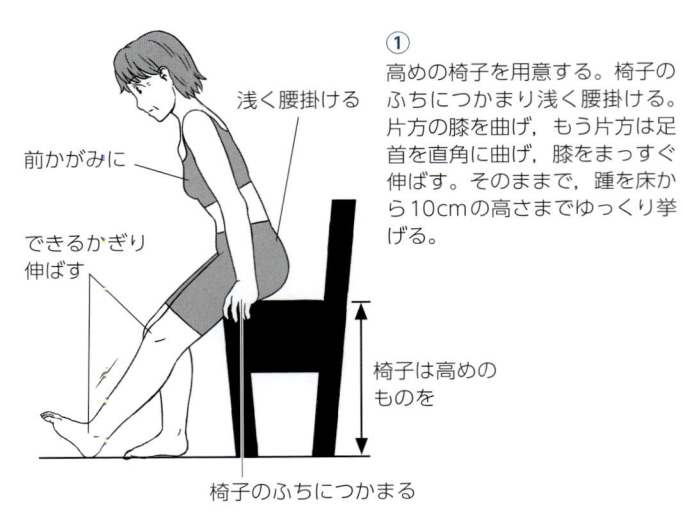

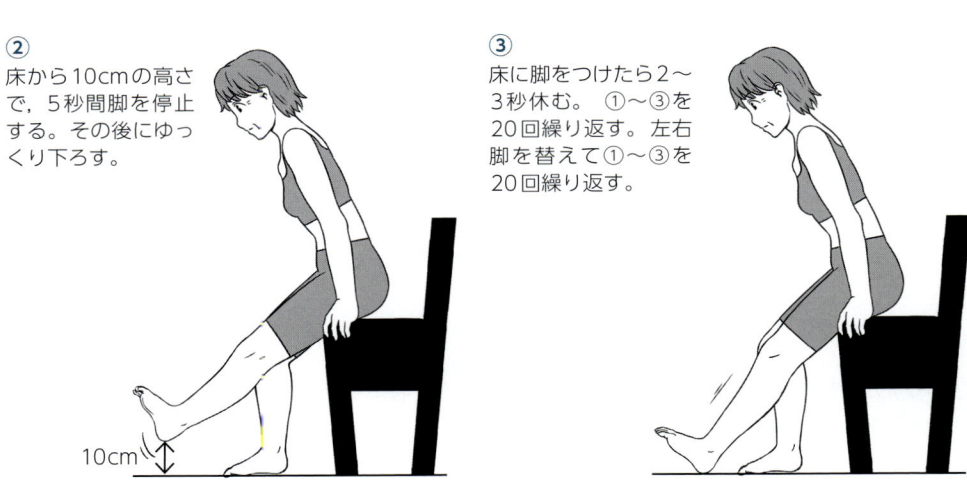

図3 大腿四頭筋エクササイズ

① 仰向けに寝て片方の膝を直角以上に曲げる。もう片方の脚を，膝を伸ばしたまま床から10cmの高さまでゆっくりと挙げる。

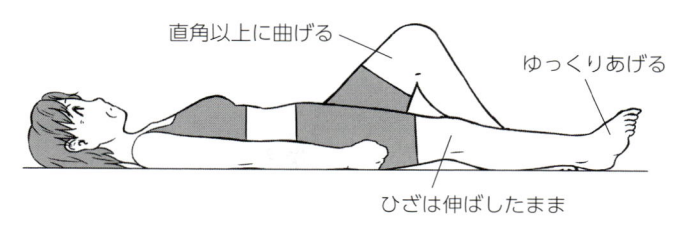

直角以上に曲げる
ゆっくりあげる
ひざは伸ばしたまま

② 床から10cmの高さで，5秒間脚を挙げたままで停止する。その後にゆっくり床まで下ろす。

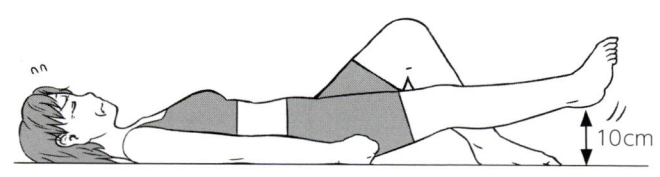

10cm

③ 床に脚をつけたら2～3秒休む。①～③を20回くり返す。

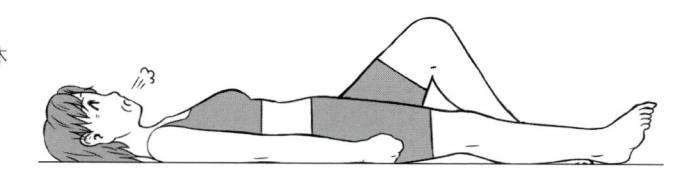

④ 左右脚を替えて①～③を同様に20回くり返す。

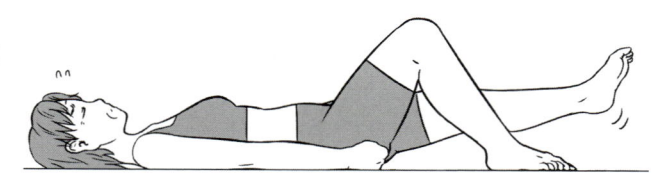

図4 SLRエクササイズ

Ⅱ．RCTで有効性が確かめられた運動療法

　RCTで有効性が確かめられた運動療法（**表1**）の内容は，下肢を中心とした筋力強化エクササイズ，歩行や自転車といった有酸素運動，関節可動域エクササイズなどである。筋力強化エクササイズには，大腿四頭筋エクササイズ[5,8]，下肢伸展挙上（SLR）エクササイズ[5]，膝伸展等運動性運動[2]という膝伸展筋力のみの強化を行ったものや何種類かの運動を組み合わせたものがある。運動の組み合わせには，膝関節伸展筋力に加え，膝関節屈曲筋力，股関節周囲筋力，足関節底背屈筋力などの下肢の筋力強化を行ったもの[3,7,9～15]，下肢筋力に加えて腹筋・背筋の強化を行ったもの[16]，また下肢筋力に加え上腕二頭筋や大胸筋などの上肢筋力強化を行ったもの[1,17]がある。筋力強化の方法では，等尺性運動が主体のもの[5,8,9,13]，等張性運動が主体のもの[1]，等運動性運動が主体のもの[2]があるが，その他はこれらの運動の組み合わせたものであった。また，closed kinetic chainエクササイズを行ったもの[3,12,13,16]やセラバンド®を用いた

もの[5, 15, 17]もあった．有酸素運動では，歩行（aerobic walking, fitness walking）[18, 19]，プールでの有酸素運動（aerobic aquatics）[18]，自転車による運動[7, 20]などがある．病院などで理学療法士などの指導下に行われたものが多かったが，ホームエクササイズで行われたものも効果を認め[1, 3, 8, 10, 11, 15, 16]，両者の比較では差を認めなかった[8]．

このように有効性が認められた運動は多種類ある．膝周囲筋力の向上のみならず，体幹・上肢の筋力に関する運動，有酸素運動なども膝OAに有効性を認めている．なぜ様々な運動に有効性が認められるのかについては別の項（**第4章-9**）で述べる．

表1 RCTで有効性が確かめられた運動療法

運動療法の種類		文献
大腿四頭筋エクササイズ（坐位，臥位）		5, 7, 8, 10〜17
ハムストリングエクササイズ		9, 10, 14〜16
股関節周囲筋エクササイズ		9, 13, 14, 16
足関節底背屈エクササイズ		9, 14
腹筋・背筋エクササイズ		16
上腕二頭筋・大胸筋エクササイズ		1, 17
スクワット・CKCエクササイズ		3, 7, 11, 13, 16
等運動性運動によるエクササイズ		2, 12
セラバンド®を用いたエクササイズ		14, 15, 17
歩行	（最大心拍の60〜80％，10〜30分）	18
	（fitness walking，30分）	19
	（50〜70％HHR，40分）	1
	（最高60％HHR）	17
自転車	（25分）	21
	（最大心拍の50〜60％）	12
水中エクササイズ（胸の深さのプール内で，歩行・体操）		18

文献

1) Ettinger WH Jr, et al: A randomized trial comparing aerobic exercise and resistance exercise with a health education program in older adults with knee osteoarthritis. The Fitness Arthritis and Seniors Trial (FAST). JAMA. 1997;277(1):25-31.

2) Maurer BT, et al：Osteoarthritis of the knee：isokinetic quadriceps exercise versus an educational intervention. Arch Phys Med Rehabil. 1999；80(10)：1293-9.
3) Petrella RJ, et al：Home based exercise therapy for older patients with knee osteoarthritis：a randomized clinical trial. J Rheumatol. 2000；27(9)：2215-21.
4) van Baar ME, et al：Effectiveness of exercise therapy in patients with osteoarthritis of the hip or knee：a systematic review of randomized clinical trials. Arthritis Rheum. 1999；42(7)：1361-9.
5) 黒澤　尚，他：変形性膝関節症に対するSLR訓練の効果 多施設RCTの結果．日整会誌．2005；79(3)：S9.
6) Farr JN, et al：Progressive resistance training improves overall physical activity levels in patients with early osteoarthritis of the knee：a randomized controlled trial. Phys Ther. 2010；90(3)：356-66.
7) Bennell KL, et al：A review of the clinical evidence for exercise in osteoarthritis of the hip and knee. J Sci Med Sport. 2011；14(1)：4-9.
8) Chamberlain MA, et al：Physiotherapy in osteoarthrosis of the knees. A controlled trial of hospital versus home exercises. Int Rehabil Med. 1982；4(2)：101-6.
9) Börjesson M, et al：Physiotherapy in knee osteoarthrosis: effect on pain and walking. Physiother Res Int. 1996；1(2)：89-97.
10) O'Reilly SC, et al：Effectiveness of home exercise on pain and disability from osteoarthritis of the knee: a randomised controlled trial. Ann Rheum Dis. 1999；58(1)：15-9.
11) Deyle GD, et al：Effectiveness of manual physical therapy and exercise in osteoarthritis of the knee. A randomized, controlled trial. Ann Intern Med. 2000；132(3)：173-81.
12) Fransen M, et al：Physical therapy is effective for patients with osteoarthritis of the knee：a randomized controlled clinical trial. J Rheumatol. 2001；28(1)：156-64.
13) Baker KR, et al：The efficacy of home based progressive strength training in older adults with knee osteoarthritis: a randomized controlled trial. J Rheumatol. 2001；28(7)：1655-65.
14) Topp R, et al：The effect of dynamic versus isometric resistance training on pain and functioning among adults with osteoarthritis of the knee. Arch Phys Med Rehabil. 2002；83(9)：1187-95.
15) Thomas KS, et al：Home based exercise programme for knee pain and knee osteoarthritis: randomised controlled trial. BMJ. 2002；325(7367)：752.
16) Røgind H, et al：The effects of a physical training program on patients with osteoarthritis of the knees. Arch Phys Med Rehabil. 1998；79(11)：1421-7.
17) Péloquin L, et al：Effects of a cross-training exercise program in persons with osteoarthritis of the knee a randomized controlled trial. J Clin Rheumatol. 1999；5(3)：126-36.

18) Minor MA, et al：Efficacy of physical conditioning exercise in patients with rheumatoid arthritis and osteoarthritis. Arthritis Rheum. 1989;32(11):1396-405.
19) Kovar PA, et al：Supervised fitness walking in patients with osteoarthritis of the knee. A randomized, controlled trial. Ann Intern Med. 1992;116(7):529-34.
20) Mangione KK, et al：The effects of high-intensity and low-intensity cycle ergometry in older adults with knee osteoarthritis. J Gerontol A Biol Sci Med Sci. 1999;54(4):M184-90.
21) van Baar ME, et al：The effectiveness of exercise therapy in patients with osteoarthritis of the hip or knee：a randomized clinical trial. J Rheumatol. 1998;25(12):2432-9.
22) Hopman-Rock M, et al：The effects of a health educational and exercise program for older adults with osteoarthritis for the hip or knee. J Rheumatol. 2000;27(8):1947-54.
23) American Academy of Orthopaedic Surgeons：Clinical Guidelines on Osteoarthritis of the knee. 2003.
24) Hochberg MC, et al：Guidelines for the medical management of osteoarthritis. Part II. Osteoarthritis of the knee. American College of Rheumatology. Arthritis Rheum. 1995;38(11):1541-6.
25) Handschin C, et al：The role of exercise and PGC1alpha in inflammation and chronic disease. Nature. 2008;454(7203):463-9.
26) Swank AM, et al：Prehabilitation before total knee arthroplasty increases strength and function in older adults with severe osteoarthritis. J Strength Cond Res. 2011;25(2):318-25.

（千田益生）

第4章　変形性膝関節症の運動療法

3 変形性膝関節症の運動療法の実際

Point

- 運動療法とは，「運動によって身体機能障害を改善，維持したり，運動機能を改善したりする療法」と定義される。
- 変形性膝関節症（膝OA）への運動療法では，基本的には関節可動域（ROM）エクササイズ，筋力強化エクササイズ，全身運動としての有酸素運動などがあり，有効性に関してエビデンスが認められている。
- 運動療法の禁忌としては，アンダーソン・土肥の基準などがある（第4章-8）。
- その他の禁忌としては眼疾患，腎疾患，肝疾患，発熱，化膿性疾患などで安静が必要な場合がある。

Ⅰ．患者指導

　膝OAに対する保存的治療では，まず患者に対する指導・教育を行う。具体的には，太らないこと，膝に良くない動作（和式トイレ，正座）はしないこと，歩行時は痛ければ杖を持つこと，など日常の生活上の注意が大切であることを説明する（図1）。膝OAでは，肥満は非常に重要な増悪因子である。運動療法を行うとともに体重のコントロールを行うことが大切である。食事指導を行い，

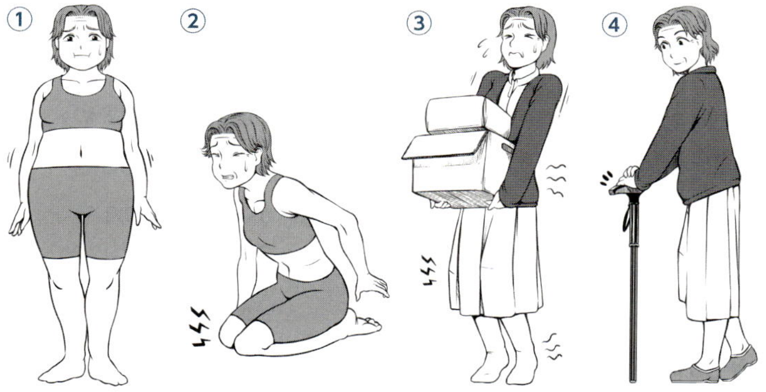

図1 患者に対する指導・教育
①太らない。規則正しい食生活。診察医もデブはだめ
②和式トイレは洋式に。正座はしない。お尻のパッドを使う
③痛みが出る動作はしない
④杖を持つ

第4章　変形性膝関節症の運動療法

4 推奨される運動療法

Point　変形性膝関節症の診断がついたら

- まず大腿四頭筋エクササイズあるいは下肢伸展挙上（SLR）エクササイズを，少なくとも1ヵ月間しっかりと行う。この2つのエクササイズはエビデンスのあるエクササイズ[1]であり，変形性膝関節症（膝OA）の運動療法の基本である。
- これらのエクササイズには効果があるということを十分に説明する。
- その他のエクササイズは，大腿四頭筋エクササイズとSLRエクササイズでしっかり大腿四頭筋が鍛えられたあと，主治医の判断で自由に組み合わせられる。
- 感染症，腫瘍，骨折などでなければ，少しの痛みはあっても行うべきである。

Ⅰ. 大腿四頭筋エクササイズ

　大腿四頭筋は，大腿の前面にあり膝伸展の主動筋である。大腿直筋，内側広筋，中間広筋，外側広筋の4筋であり，大腿骨あるいは腸骨から起始し，膝蓋骨から脛骨に停止する（図1）。大腿神経（第2・3・4腰神経）の支配である。大腿四頭筋エクササイズ[2]は，大腿四頭筋の等尺性筋力強化法の一つであり，膝OAに対して最も重要なエクササイズである。しっかりと指導できることが必要である。

● 注 意 事 項 ●

1) しっかりと膝が伸びていない場合は効果がない。
2) 5秒間静止せずに，ただ伸ばしたり曲げたりしている場合も効果は少ない。
3) 大腿四頭筋エクササイズは等尺性運動であるため血圧上昇に注意が必要。収縮期圧40mmHgまたは拡張期圧20mmHg以上の上昇が見られる場合は中止。
4) 大腿四頭筋エクササイズを行うことで，気分不良やめまい，吐き気などの症状が出た場合や，膝の疼痛が非常に強い場合などは，中止して診察が必要。

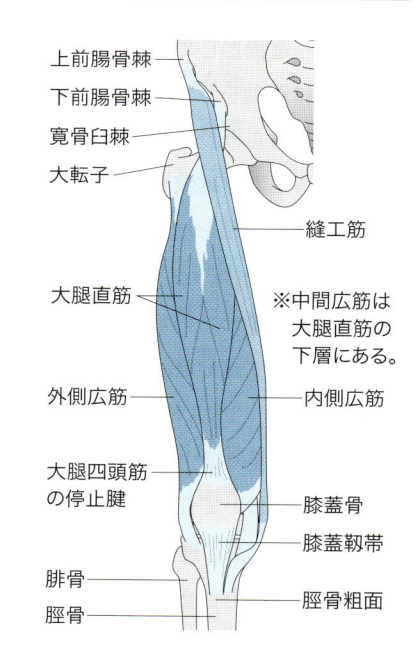

図1　大腿四頭筋
（上前腸骨棘，下前腸骨棘，寛骨臼棘，大転子，縫工筋，大腿直筋，※中間広筋は大腿直筋の下層にある。外側広筋，内側広筋，大腿四頭筋の停止腱，膝蓋骨，膝蓋靱帯，腓骨，脛骨，脛骨粗面）

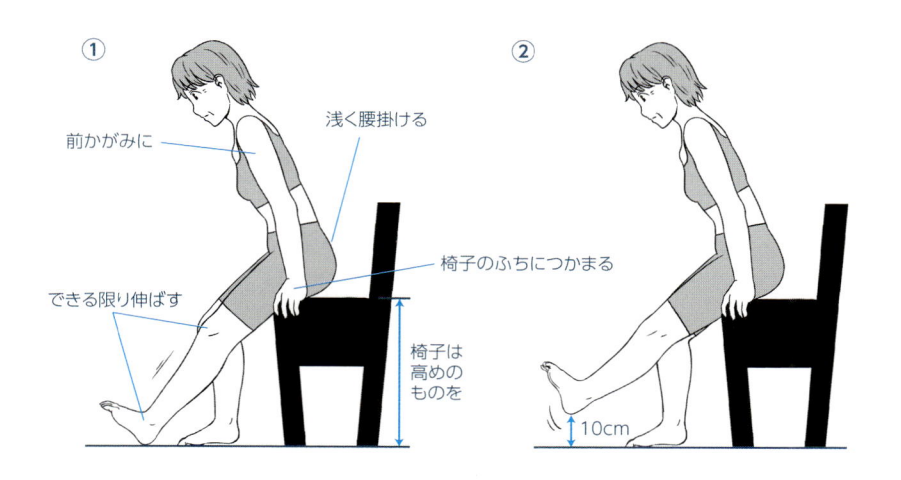

図2 大腿四頭筋エクササイズ ― 椅子に座って行う方法（再掲）

1 ― 椅子に座って行う方法

① 高めの椅子を用意し，椅子のふちにつかまり，浅めに腰掛ける。片方の膝を曲げ，もう片方は足関節を背屈し，膝をまっすぐに伸ばす（**図2-①**）。

② 膝を伸ばし，ゆっくりと持ち上げる。5～10cmほど床から持ち上げ，足関節は背屈し，5秒間保持する（**図2-②**）。このとき，しっかりと膝は伸展されているか，膝蓋骨は固定されているか，足関節は背屈できているか，を患者に触れながら確認するとよい（**図3**）。時に患者が膝窩部のつっぱり感を訴える場合があるが，膝をしっかりとストレッチする意味もあるため足関節を背屈させて膝を伸展させるよう指導する。

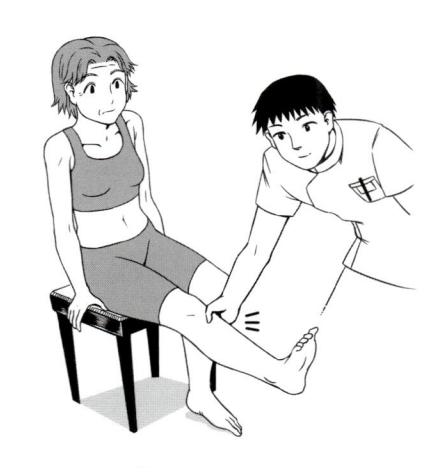

図3 膝関節の触診

③ ゆっくりと力を抜いて2～3秒リラックスし，反対の膝で行う。左右20回ずつで1セット，朝夕1セットずつで計左右40回ずつを1クールとする。テレビや新聞を読みながら行ってもかまわない。椅子に座ったら，すぐ行うように癖をつけるとよい。

2 ─ 術後などで，ベッドに寝た状態で行う方法

①膝の下に枕かタオル（岡山大学ではTumble Forms®を使っている）を置く（図4-①）。
②膝を伸ばし，ゆっくりと持ち上げる。足関節は背屈し，5秒間保持する（図4-②）。
③膝蓋骨がしっかりと固定されて，膝が最大伸展位にあることを確認する（図4-③）。

● なかなか上手にできない場合（高齢者や術後の疼痛が原因で）

①下腿を持ち上げて，「放すからこの状態を保つように」と言って手を放す（図5-①）。
②膝で枕，タオルを下に押しつけるように力を入れる（図5-②）。
③biofeedback systemなどを用いて，視覚および聴覚で大腿四頭筋の収縮する感覚を理解してもらう（図5-③）。

Ⅱ．下肢伸展挙上（SLR：straight leg raising）エクササイズ

SLRエクササイズ[2]は，下肢の等尺性筋力強化エクササイズであり，大腿四頭筋エクササイズと同様に非常に大切な下肢筋力強化法である。手術後などで下肢の筋力低下が生じた場合，ベッド上で行えるエクササイズである。SLRエクササイズで働く主要な筋は，股関節の屈曲による腸腰筋（図6-①），膝関節の伸展による大腿四頭筋（図6-②），足関節の背屈による前脛骨筋（図6-③）である。大腿四頭筋の大腿直筋は二関節筋であるため，股関節屈曲筋としても作用する。下肢伸展挙上時には，腹筋や背筋も収縮し働いている。

1 ─ SLRエクササイズの行い方

● 注 意 事 項 ●

1) SLRエクササイズは等尺性運動であるため血圧上昇に注意が必要。収縮期圧40mmHgまたは拡張期圧20mmHg以上の上昇が見られる場合は中止する。
2) SLRエクササイズを行うことで，気分不良やめまい，吐き気などの症状が出た場合や，腰痛，膝痛が出現する場合なども一度中止して診察する。
3) しっかりと膝を伸展しない場合や，5秒間静止しない場合などは効果が期待できない。

図4 大腿四頭筋エクササイズ
― 寝た状態で行う方法

図5 大腿四頭筋エクササイズが
うまくできない場合

腸腰筋

大腿四頭筋

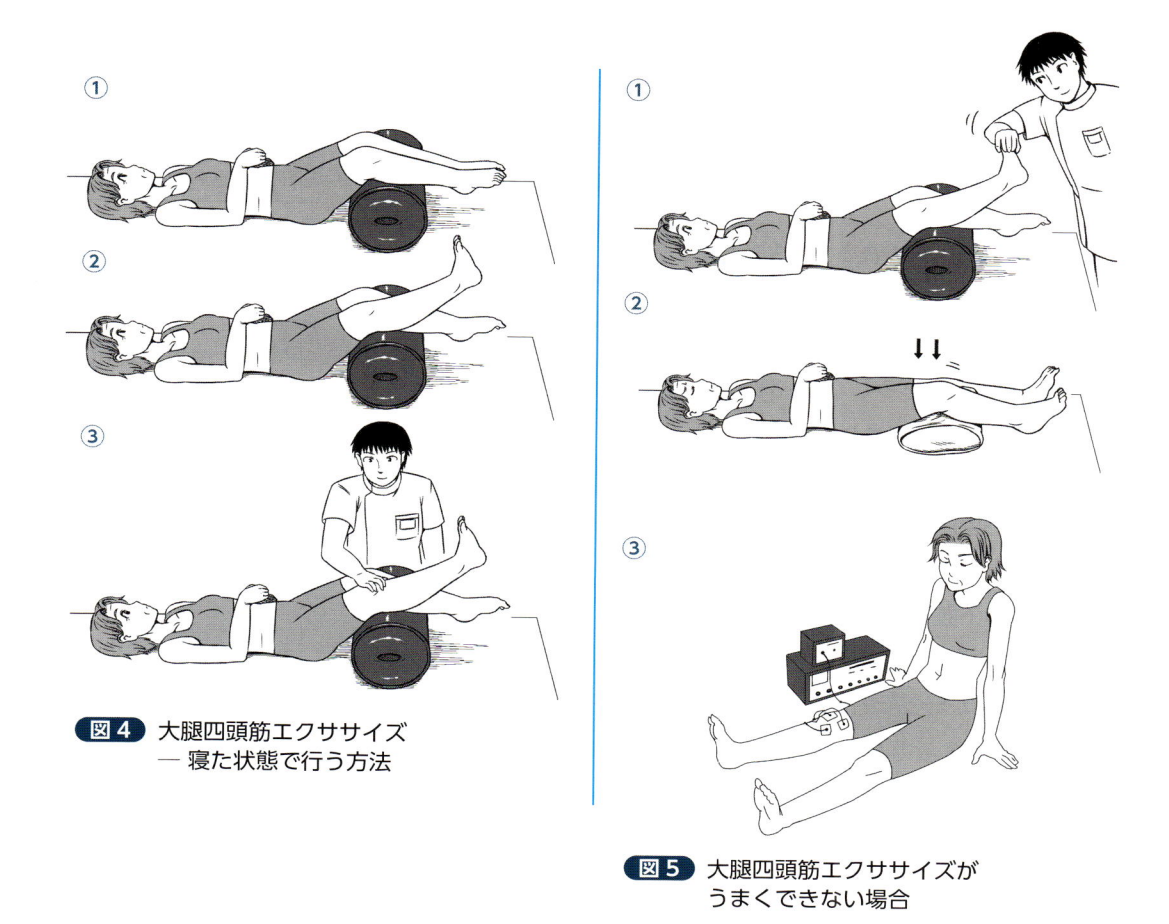

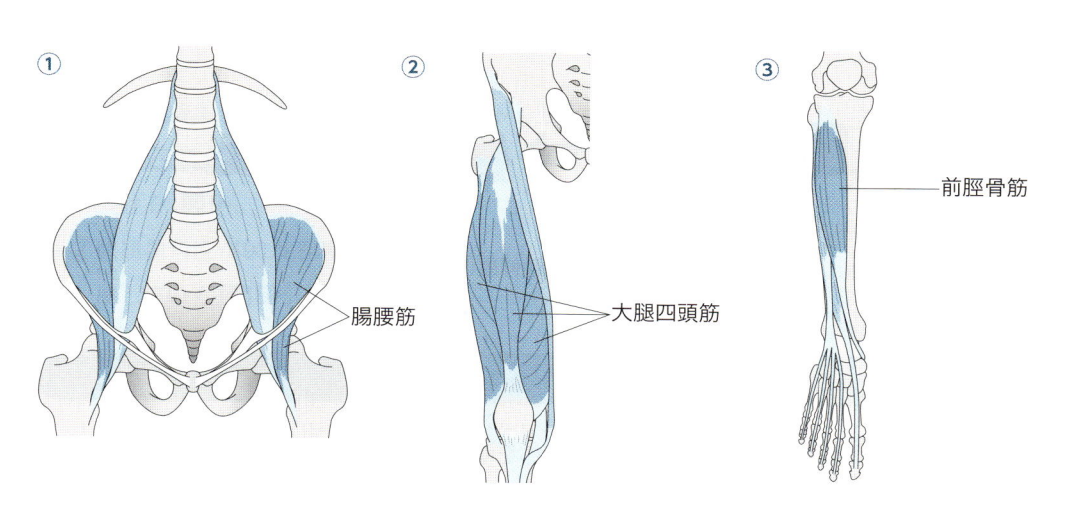

前脛骨筋

図6 SLRエクササイズで働く主要な筋群

3 ― 腰椎ストレッチエクササイズ[13]（図16）

膝を伸ばして仰臥位になる（図16-①）。片方の膝を屈曲し両手で膝を抱えるようにする（図16-②）。胸に膝を引きよせて10秒間保持する（図16-③）。片側10回ずつで1セット，朝夕計2セットを目安にする。

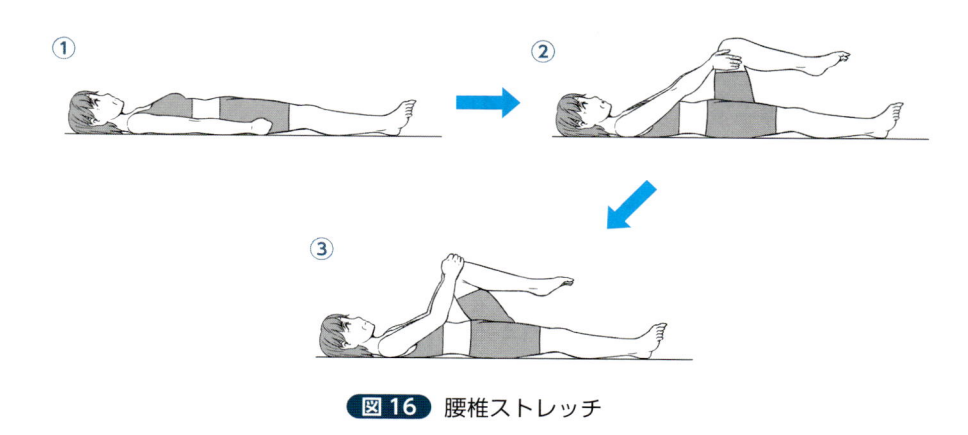

図16 腰椎ストレッチ

4 ― アキレス腱ストレッチエクササイズ[13]（図17）

壁に手をついて下肢を前後に開いて立つ（図17-①）。前方の下肢の膝を屈曲しゆっくりと体重を前に移して後方のアキレス腱をストレッチする（図17-②）。ゆっくり10秒間保持する。後方の下肢の踵が床から離れないようにする。後方の下肢の膝を軽く屈曲し，腰を落としてアキレス腱をさらに伸ばす。そのままゆっくり5秒間保持する（図17-③）。反対側も同様にストレッチする。片足3回ずつ行う。

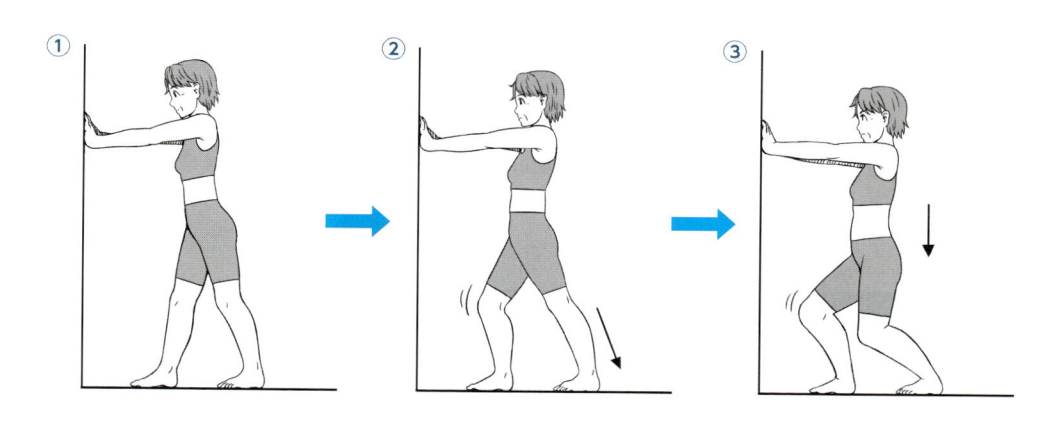

図17 アキレス腱ストレッチ

5 ─ 股関節内転筋のストレッチエクササイズ[13]（図18）

坐位になり足の裏を合わせるようにする（図18-①）。手のひらで足の甲を押さえ，肘で膝関節を押さえるようにして前かがみになり，ゆっくりと股関節を開くようにする（図18-②）。そのままの位置で10秒保持する。1日に3回ほどが目安。

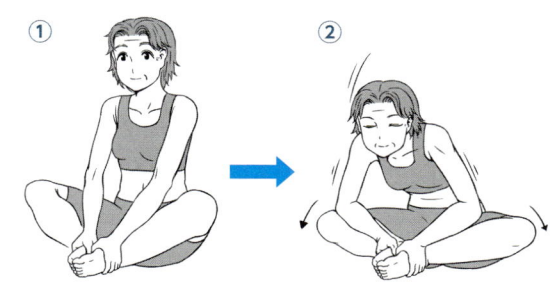

図18 股関節内転筋ストレッチ

文献

1) 黒澤 尚, 他：変形性膝関節症に対するSLR訓練の効果 多施設RCTの結果. 日整会誌. 2005；79：S9.
2) 千田益生, 他：NHKここが聞きたい！名医にQ ひざ痛のベストアンサー. 主婦と生活社, 2011, p54-9.
3) 日本整形外科学会編：ロコモティブシンドローム診療ガイド 2010. 文光堂, 2010, p96-101.
4) 高杉紳一郎：医学的リハビリテーションの実際. 神中整形外科学上巻. 改訂22版. 杉岡洋一, 監. 岩本幸英, 編. 南山堂, 2004, p879-81.
5) 千田益生, 他：NHKここが聞きたい！名医にQ ひざ痛のベストアンサー. 主婦と生活社, 2011, p65.
6) 日本整形外科学会編：ロコモティブシンドローム診療ガイド 2010. 文光堂, 2010, p110-3.
7) 千田益生, 他：NHKここが聞きたい！名医にQ ひざ痛のベストアンサー. 主婦と生活社, 2011, p64.
8) Wolf SL, et al：Reducing frailty and falls in older persons：an investigation of Tai Chi and computerized balance training. Atlanta FICSIT Group. Frailty and Injuries：Cooperative Studies of Intervention Techniques. J Am Geriatr Soc. 1996；44(5)：489-97.
9) 日本整形外科学会, 編：ロコモティブシンドローム診療ガイド 2010. 文光堂, 2010, p114-9.
10) 河村顕治：Closed Kinetic Chain Exerciseの臨床応用 変形性関節症における入浴エクササイズ. J Clin Rehabil. 1998；7(5)：544-7.
11) 日本整形外科学会, 編：ロコモティブシンドローム診療ガイド 2010. 文光堂, 2010, p94-6.
12) Sakamoto K, et al：Effects of unipedal standing balance exercise on the prevention of falls and hip fracture among clinically defined high-risk elderly individuals：a randomized controlled trial. J Orthop Sci. 2006；11(5)：467-72.
13) 千田益生, 他：NHKここが聞きたい！名医にQ ひざ痛のベストアンサー. 主婦と生活社, 2011, p60-3.

（千田益生）

5 Closed Kinetic Chainエクササイズ

> **Point** 変形性膝関節症にClosed Kinetic Chainは有益
>
> - 近年の欧米におけるランダム化比較試験による研究では，単一の運動ではなくopen kinetic chain (OKC) とclosed kinetic chain (CKC) の両方を含んだ下肢全体のトレーニングが変形性膝関節症（膝OA）に有効とされている。
> - CKC運動では下肢全体の筋群が協調して活動するなどの優れた特徴があり，膝OAにおける筋力と神経運動器協調能の低下を改善する効果が期待できる。
> - CKC運動は膝関節に安全であり，軟骨代謝を促進する効果も期待できる。

I．Closed Kinetic Chainの特徴

1 ─ Closed Kinetic Chainとは

　元来，kinetic chainは機械工学分野においてピンジョイントで結ばれた剛体リンクモデルの動きを示すために用いられていた概念である。医学分野ではSteindler[1]が，1955年に身体運動をOKCによる運動とCKCによる運動とに分類した。OKCは肢体の末端が自由な状態で行う運動のことであり，各関節の運動は単独で行うことができる。それに対してCKCは肢体の遠位端に大きな抵抗が加わることで末端の運動が抑止されている状態であり，各関節の運動は連動して行われる。この考え方で膝関節周囲筋トレーニングを分類すると，坐位で足関節部に重りや抵抗をかけて行う膝伸展運動はOKCであり（図1-①），スクワットやレッグプレス，自転車エルゴメータはCKCである（図1-②）。

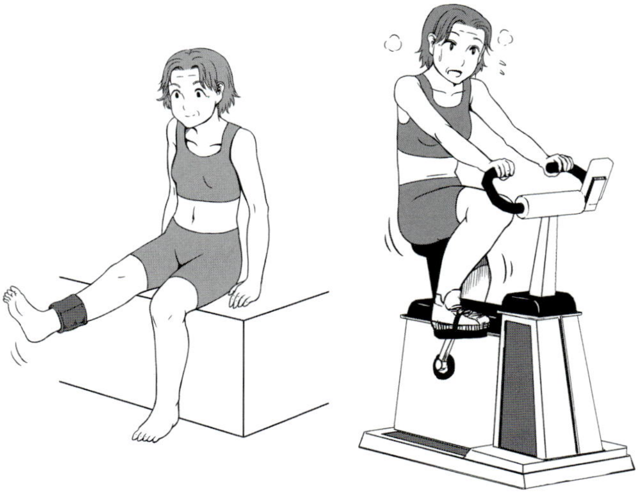

① open kinetic chain　② closed kinetic chain
図1 open kinetic chainとclosed kinetic chainの具体例

2 — CKCの本質は共同収縮

　CKCの基本的理論は大腿四頭筋とハムストリングの共同収縮によって膝関節が安定し保護されるというものである[2]。座位での膝伸展などのOKCエクササイズでは大腿四頭筋の単独収縮により、大腿脛骨関節面では荷重面が不均一で関節面の前方部分に過大な負荷がかかり、後方部分には不安定性が生じる（図2-①）。一方、スクワットなどのCKCエクササイズでは大腿四頭筋とハムストリングの共同収縮によって、膝関節は安定する。さらに関節面全体としてはより大きな力が働くものの、均等に負荷がかかるので単位面積当たりでは特定の部位に高い圧が加わるということはなくなる[2]（図2-②）。

　しかし、CKCの条件下で必ずしも大腿四頭筋とハムストリングの共同収縮が生じるわけではない。レッグプレスで共同収縮が起こるのは、股関節から足部の方向と膝関節から足部の方向に挟まれた範囲で最大筋力での足部出力が行われているときである[3]。たとえば健常若年者が最大筋力でレッグプレスを行うと、足部出力は股関節から足部の方向となり、大腿四頭筋優位の筋収縮が起こる。高齢になると足部出力は股関節と膝関節の間から足部へ向かっており、大腿四頭筋とハムストリングがバランスよく収縮する[4]（図3）。これは加齢により単関節筋が主たる大腿四頭筋が萎縮することで二関節筋が主たるハムストリングの作用が相対的に強まることが主な原因と考えられる[5]。CKCでの筋出力様式の加齢による変化は膝関節構成体にとっては負荷の減少となって有利に働く。

　CKCにおける膝蓋大腿関節の圧迫力については膝伸展位ほど圧迫力が小さく、屈曲するほど増大する[6]。伸展位から膝屈曲40度までが安全である。

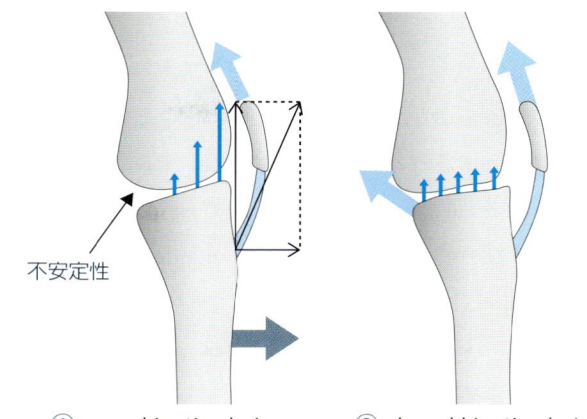

① open kinetic chain　② closed kinetic chain

図2　膝関節のバイオメカニクス

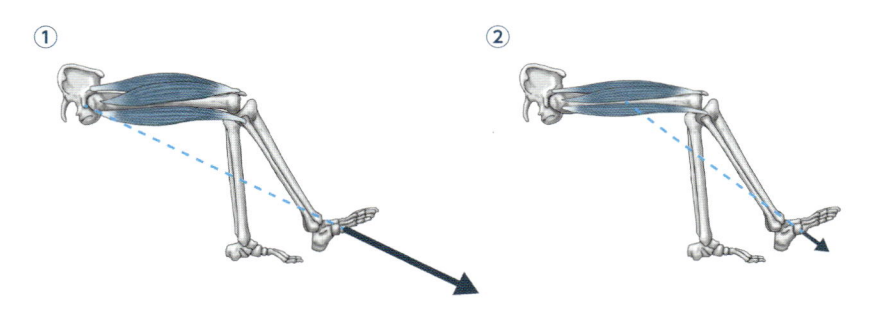

図3　若年者（①）と高齢者（②）の足部出力パターン

3 ― CKCでは二関節筋の抑制現象が現れる

　CKCにおいては，単関節筋が強力に収縮する一方で二関節筋の抑制現象が顕著にみられることが最大の特徴である[7]。たとえば，CKCにおいては広筋群が活発に活動する一方で大腿直筋の活動は著明に抑制される。大腿直筋は膝関節伸展作用と股関節屈曲作用の両方を持ち，股・膝関節同時伸展というCKCの運動時に大腿直筋が強く作用すると，主動作筋の筋出力を阻害することになるため神経生理学的に抑制されると考えられている。ハムストリングについてもCKC運動時には筋活動が抑制される。二関節筋がCKCにおいて抑制されることから，最大筋力での運動においてはCKC運動のほうがOKC運動よりも疲労しにくく，膝関節に安全で効果的なトレーニングが可能となる[8]。

4 ― CKCでは下肢全体の筋肉が協調して働く

　動的なCKCエクササイズでは単関節筋と二関節筋が協調して運動を行う。広筋群が膝を伸展し，膝伸展により二関節筋である半腱様筋が突っ張り股関節を伸展する。また，大殿筋が股関節を伸展し，股関節伸展により二関節筋である大腿直筋が突っ張り膝関節を伸展する（図4）。CKCではこのように下肢全体の筋肉が協調して働くため，OKCの運動のみではCKCの運動能力を高めることはできないと言われている。人間の動きとして基本的な歩行や椅子からの立ち上がり動作などはすべてCKCであり，CKCエクササイズが重視される所以である。

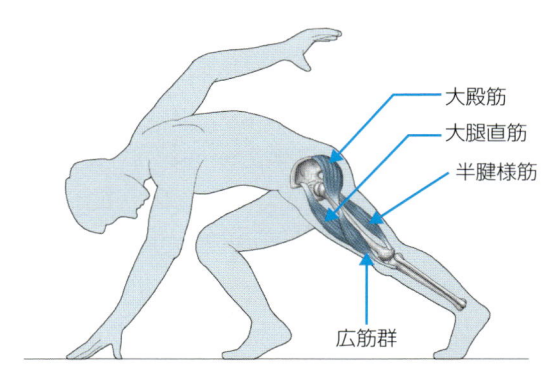

図4 CKCにおける単関節筋と二関節筋の運動

5 ― CKCは軟骨代謝を促進する

　CKCエクササイズの代表である歩行において，膝関節軟骨は約4MPaの圧縮刺激を繰り返し受けている。関節軟骨は血管やリンパ管を持たず，荷重による圧縮刺激が引き起こす関節液の流れが軟骨代謝に貢献していると考えられている。適度な歩行やリズミカルなレッグプレス運動は軟骨代謝を刺激する効果があると考えられる。

II. 変形性膝関節症に安全で有効なCKCエクササイズ

膝OAでは歩行やスクワットのような全体重がかかる運動ではストレスが過大になることがあるため，どのような患者にも適応できる安全なCKCエクササイズを紹介する．

1 ― 手すりやベッドの柵を利用した椅子からの立ち上がり

廊下の手すりなどを利用して，椅子に座った状態から立って座る動作を繰り返す方法である（図5）．足は肩幅に開く．1回の立ち座り動作は6〜8秒で行い，10回1セットで休憩をはさみ3セット行う．

膝関節に対する負荷をさらに軽減するには，運動開始時の膝関節屈曲角度を70度程度にして，少し殿部を浮かせるだけにする[9]（図6）．大腿四頭筋の筋活動が減少する一方でハムストリングの筋活動が高まり，膝関節周囲筋のバランスの良い収縮が引き出せる．これは床反力による膝関節の屈曲モーメントが最小になり，股関節の屈曲モーメントが最大になるためである．

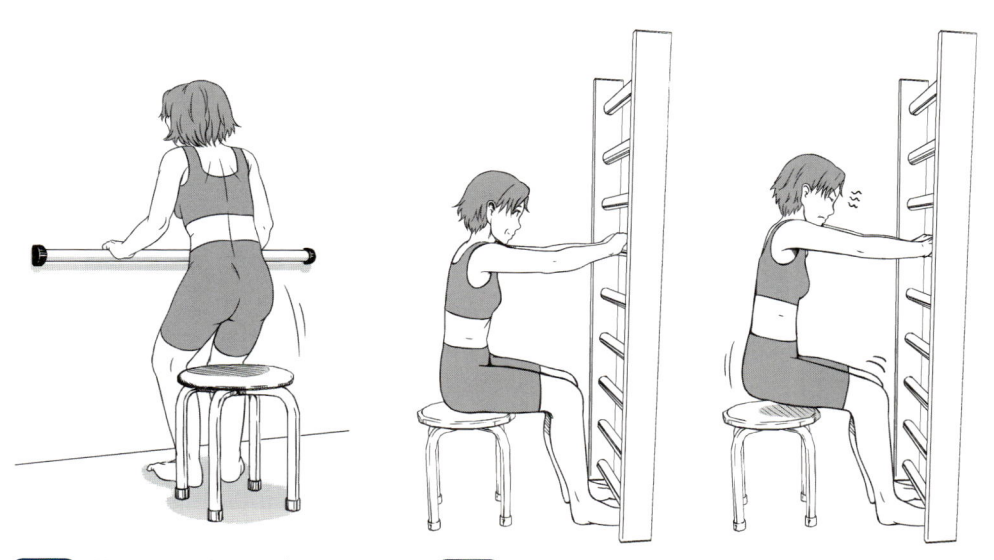

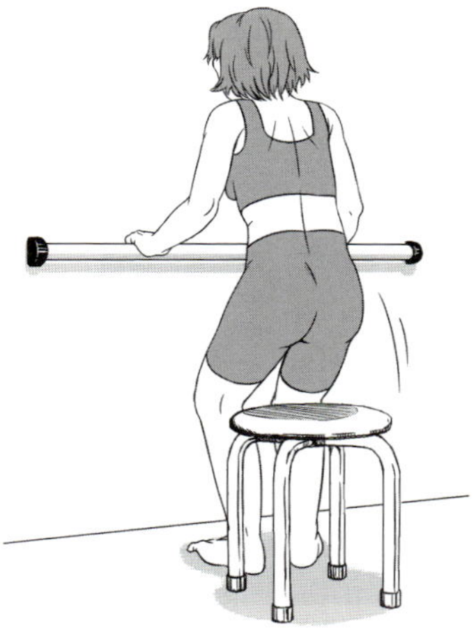

図5 椅子からの立ち上がり運動

図6 膝屈曲70度での椅子からの立ち上がり運動

2 ― 入浴エクササイズ

入浴時に両足底をバスタブの前方の壁に当て，足部からの反力が膝関節と股関節に均等にモーメントを生じるようにして等尺性にリズミカルなレッグプレスの動作を行う[10]（図7）．動作は膝に痛みが出ない程度の強さで，ゆっくり30回程度行う．

第4章 変形性膝関節症の運動療法
6 ハイブリッドトレーニングシステム

Point

- ハイブリッドトレーニングシステム（HTS：hybrid training system）とは，運動時に拮抗筋を電気刺激して主動筋の運動抵抗とする訓練方法であり，電気刺激と自発筋収縮の混合運動である．
- HTSには，筋力低下や骨萎縮の予防効果が期待される．
- HTSは変形性膝関節症（膝OA）における関節機能障害や膝関節痛による活動性の低下，手術後の廃用予防に有益である．

Ⅰ．はじめに

　廃用症候群（disuse syndrome）は，安静臥床や不活動状態が持続することにより生じる二次障害で，全身の臓器に起こる生理的適応現象である[1]．運動器系では筋力低下・筋萎縮・骨萎縮などをきたし，筋力は1日に1％，骨量は1カ月で1％減少すると言われている[2]．これらは加齢による筋骨格系の衰えよりも著しく早く，活動性低下による廃用は加齢による運動機能の低下を加速させ，寝たきりや骨折の原因となるため，その予防は非常に重要である．

　骨関節疾患や関節周囲の手術は廃用を引き起こす原因となる．膝OAは廃用を引き起こす骨関節疾患のひとつで，膝伸展筋力の低下を認めることが知られている[3]．さらに，膝OAに対する人工膝関節置換術（TKA：total knee arthroplasty）では，膝痛は改善するものの手術後早期から大腿四頭筋の筋力が低下すると言われ[4]，手術後1年でも同年齢と比較して20〜30％の筋力低下と，歩行速度や階段昇降などの身体機能の低下を認めると報告されている[5,6]．手術後早期から身体機能を改善し，QOLを向上するためには，手術後の廃用を予防することが重要である．

Ⅱ．ハイブリッドトレーニングシステム（HTS）

　HTSは，運動時に動作を妨げる拮抗筋を電気刺激して得られる筋収縮を主動筋の運動抵抗とする訓練方法である[7]（図1）．HTSは電気刺激と自発筋収縮の

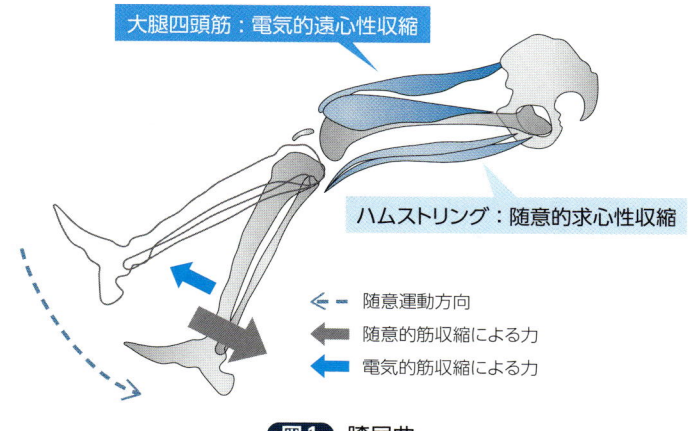

図1 膝屈曲

ハイブリッドトレーニングシステムを膝関節に用いた際の略図。関節が屈曲運動するとき拮抗筋の伸筋に電気刺激を与え収縮させることによって，拮抗筋は電気的遠心性収縮，主動筋は随意的求心性収縮となる（伸展運動では逆）。

混合運動で，重力に代わり，電気刺激による筋力を運動抵抗として体内で発生させる。既存の電気刺激療法では，使用者の意思とは無関係に受動的に電気刺激されるのに対し，HTSでは使用者の意思での運動に合わせて拮抗筋が電気刺激され，主動筋の運動抵抗となる。関節を屈伸させることにより主動筋と拮抗筋が入れ替わり，電気刺激による筋収縮（拮抗筋）と自分の意思での筋収縮（主動筋）が交互に繰り返される。拮抗筋電気刺激では電気的遠心性収縮となるため，低い電気刺激でも十分な運動抵抗が得られる。

さらに，主動筋側では電気刺激の届かない深部筋の運動を可能にし，主動筋と拮抗筋に挟まれた骨長軸には，荷重が加わるといった特徴がある。装置は簡便で大がかりな機器は不要なため，持ち運びができ訓練場所の制限がない。ベッドサイドでの手術後の早期リハビリテーション（リハ）や十分なリハ設備がない施設や家での使用，さらには宇宙飛行士の無重力による筋萎縮対策など，制限の大きい環境下での骨格筋廃用予防に有用であると考えられる。

III．HTSの膝関節への影響

HTSを膝伸展筋群と屈曲筋群に用いたときの膝関節への圧縮力と剪断力を，健常人男性10名の電気刺激筋力実測値から数学モデルを用いて解析したところ，最大耐用電圧の80％で体重相当の約600Nの圧縮力が加わり，剪断力は常に下腿後方に働き，下腿を前方へ引き出す方向の剪断力は加わらなかった[8]。しかしながら，刺激強度によって圧縮力と剪断力は変化し，刺激強度が大きくなればそれらの力も大きくなるため，安全性をより高めるために刺激強度は最

大耐用電圧の60〜80％が望ましい。

Ⅳ．HTSによる廃用予防

　4名の健常者に4週間の片脚免荷中に，HTSにて膝の屈伸運動を行った[9]。運動をまったく行わなかった対照1名では，膝伸展筋力が約74％低下，屈曲筋力が約53％低下，大腿骨頸部骨密度が約2.9％減少，転子部骨密度が約11.2％減少したのに対し，HTSを行った4名では，膝伸展筋力が平均約22％低下，屈曲筋力が平均約3.6％低下，大腿骨頸部骨密度が平均約0.1％減少，転子部骨密度が約1.6％減少した。このように，HTSによる筋力低下や骨萎縮の予防効果が期待される。

Ⅴ．HTSの臨床使用

　TKA後の筋骨格系の廃用予防策として，手術後のリハにHTSを行った（久留米大学倫理委員会承認番号：第10136号）。一次性膝OAに対してTKAが施行された女性患者26名（平均年齢73.2±7.2歳）を，くじ引き法を用いて無作為に，HTS群（HTSを行う群）13膝，CON群（従来のリハのみ行う対象群）13膝の2群に分けた。両群とも手術後翌日からリハを開始し，関節可動域練習，重錘を用いた下肢筋力トレーニング，基本動作練習，歩行練習を月曜から金曜日まで，1日40分間実施した。HTS群は上記に加え，創部治癒後から1日1回約20分間週3回HTSを実施した。HTSは端坐位での両膝屈伸運動を3秒間ずつ交互に行い，回数は10回の交互刺激を1セット，セット間に1分間の休止，10セット実施した。膝を伸展する際には大腿四頭筋に自発性の求心性収縮，拮抗筋であるハムストリングに電気刺激による遠心性収縮が加わり，屈曲時は大腿四頭筋が電気刺激により遠心性収縮，ハムストリングが自発性の求心性収縮となる。電気刺激強度は不快に感じる最大耐用電圧の80％とした。刺激波形はバースト波のひとつで5,000Hzの搬送周波数の双極性矩形波パルス電流を断続し（2.4ms on，47.6ms off），40Hzの低周波電流を用いた。刺激電極は，密着性，吸水性の高い市販ゲル電極を，大腿四頭筋に2枚，ハムストリングに2枚，広く貼付した。手術前，手術後6週目，手術後3カ月目に，等尺性膝伸展筋力，膝上10cmの大腿周径，10m歩行速度（快適・10m歩行），timed up and go test（TUG），stair climbing test（SCT），QOL評価尺度であるJKOM（日本版変形性膝関節症患者機能評価尺度），疼痛評価としてVAS（visual analog scale）を評価した。結果を図2，3に示す。

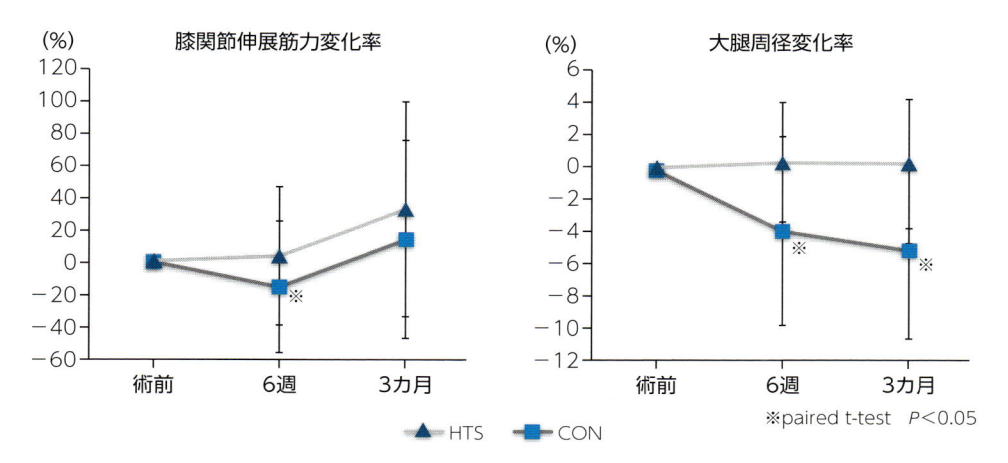

図2 膝関節のハイブリッドトレーニング効果①

従来のリハビリテーションだけを行ったCON群では手術後6週目で膝関節伸展筋力が低下し大腿周径が減少したが，ハイブリッドトレーニングを行ったHTS群では，術後の筋力の低下と大腿周径の減少が抑制された。

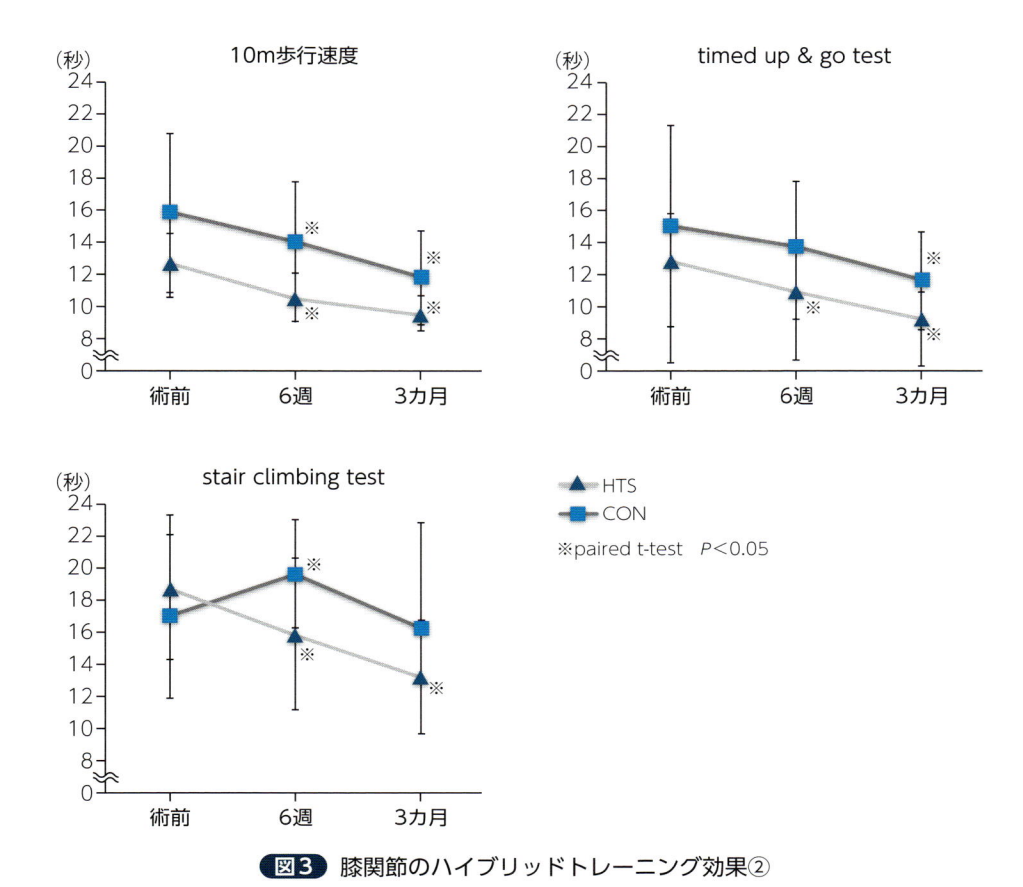

図3 膝関節のハイブリッドトレーニング効果②

人工膝関節置換術後，従来のリハビリテーションだけを行ったCON群では，術後3カ月目に身体機能が改善したが，ハイブリッドトレーニングを行ったHTS群では，術後6週目から身体機能が改善した。

CON群では術後早期から疼痛は軽減したが，術後6週目に膝関節伸展筋力が平均約16％低下し，大腿周径は平均約4％減少した．術後3カ月目には，膝伸展筋力は改善したが，大腿周径はさらに減少し平均約5％減少した．身体機能においては，10m歩行は術後6週目で改善したが，TUGは術後3カ月目で改善し，SCTでは術後6週目に術前よりも増悪した．さらに，JKOMは3カ月目に改善した．

　このように，TKAによって膝関節機能が再建され，疼痛が軽減したにもかかわらず，術後の廃用によって筋力低下や筋萎縮が起こり，身体機能が実際に改善するまでに時間を要している．一方，HTS群では，術後6週目で大腿四頭筋の筋力低下は認めず，大腿周径も減少しなかった．さらに，身体機能では，10m歩行，TUG，SCTにおいて術後6週目から改善し，JKOMも術後6週目から改善した．

VI. まとめ

　膝OA患者では，関節機能障害や膝関節痛による活動性の低下により，下肢筋力の低下だけではなく，歩行速度や階段昇降などの身体機能の低下を認める[10]．さらに，膝OAに対してTKAが施行された後には，術後の廃用によってさらに機能が低下する．術後に疼痛は改善するも，術後1年たっても同年代の健常者と比較して，膝伸展筋力は約70％，歩行速度は約80％と筋力低下や身体機能の低下を認めると言われている[5,6]．また，下肢筋力，特に膝伸展筋力と歩行速度には正の相関関係がある[10]．さらに，TUGは歩行速度以外にバランス機能とも関連していると言われている[11]．著者らの調査結果からもわかるように，TKA後疼痛が軽減し関節機能が安定するため，速やかに歩行速度が改善すると期待されるが，TKAによって関節機能が再建されても，実際にTUGやSCTが改善するまでには時間を要する．HTSをTKA後のリハに実施することによって，術後早期の大腿四頭筋の筋力低下，筋萎縮を予防し，早期から身体機能を改善させ，QOLを改善することができた．

　従来のリハだけではTKA後の廃用を予防することは難しく，何らかの対策が必要である．HTSは術後廃用による筋力低下，筋萎縮の対策として期待される．また，Miznerらは，TUGとSCTは疼痛よりも大腿四頭筋筋力の影響が大きく，術後早期では非術側の筋力の影響が大きいと報告した[12]．TKAが施行される患者では，反対側も既にTKAが施行されていたり，膝OAが進行していたりすることが多い．つまり，身体機能の改善には術側だけではなく，非術側の筋力強化も重要である．

一般的にリハでは術側だけではなく非術側でも実施されるが，内容的にも時間的にも十分なリハが実施されているとは言い難い．HTSは左右の屈伸運動を交互に行う訓練であり，1つのプログラムで左右同時に筋力強化が可能である．進行した膝OAでも術後早期でも，痛みのない比較的軽い運動負荷で，左右同時に十分な筋力強化が可能であるため，非常に効率的なトレーニング法である．さらに，HTSは関節の屈伸運動だけではなく，高齢者や膝OA患者でも安全に運動ができる自転車こぎ運動とも組み合わせることが可能である．簡易型の自転車エルゴメータと組み合わせることで，ベッド上でもHTSが可能である．今後様々な領域でHTSの効果が検証されることを期待したい．

文献

1) 米本恭三，監．石神重信，他編：最新 リハビリテーション医学．第2版．医歯薬出版, 2005, p74-85.
2) 志波直人：【廃用症候群を吟味する 無動・不動，低活動，臥床の影響の理解と予防】廃用筋萎縮への取り組み．MED REHABIL. 2006;72:34-8.
3) Slemenda C, et al: Quadriceps weakness and osteoarthritis of the knee. Ann Intern Med. 1997;127(2):97-104.
4) Mizner RL, et al: Early quadriceps strength loss after total knee arthroplasty. The contributions of muscle atrophy and failure of voluntary muscle activation. J Bone Joint Surg Am. 2005;87(5):1047-53.
5) Walsh M, et al: Physical impairments and functional limitations: a comparison of individuals 1 year after total knee arthroplasty with control subjects. Phys Ther. 1998;78(3):248-58.
6) Meier W, et al: Total knee arthroplasty: muscle impairments, functional limitations, and recommended rehabilitation approaches. J Orthop Sports Phys Ther. 2008;38(5):246-56.
7) 松瀬博夫，他：【機能的・治療的電気刺激の今】ハイブリッドトレーニングシステム．J Clin Rehabil. 2012;21(6):544-53.
8) 高野吉朗，他：ハイブリッドトレーニングが膝関節に及ぼす影響について．日臨バイオメカ会誌. 2006;28:411-6.
9) 竹内 亮，他：微小重力下でのヒトの筋骨格系減弱を防止するためのハイブリッド運動法の適用について．Space Utiliz Res. 2006;22:186-9.
10) 渡邊裕之，他：変形性膝関節症におけるQuality of Life（QOL）と身体特性との関係 日本版膝関節症機能評価尺度（JKOM）を用いた評価．理学療法学. 2007;34(3):67-73.
11) Podsiadlo D, et al: The timed "Up & Go": a test of basic functional mobility for frail elderly persons. J Am Geriatr Soc. 1991;39(2):142-8.
12) Mizner RL, et al: Early quadriceps strength loss after total knee arthroplasty. The contributions of muscle atrophy and failure of voluntary muscle activation. J Bone Joint Surg Am. 2005;87(5):1047-53.

〈松瀬博夫，志波直人〉

第4章 変形性膝関節症の運動療法

7 電気刺激療法

Point

- 骨格筋電気刺激（EMS）により，すべての筋線維タイプの動員を行うことで，低強度で効率的に筋肥大，筋力増大をもたらすことができる。
- 一般的にEMSトレーニングで筋力増大を目的とする場合，パルス幅150〜250 μsec，刺激周波数20Hz付近での指数関数的漸増波による刺激が推奨される。
- duty cycleについては5秒刺激，2秒休止というパターンにおいて筋酸素取込動態が維持され，筋疲労を最小限度にとどめながら，血中乳酸を有意に増加させることが可能であることがわかったが，様々な方法がとられており，今後さらなる検証が必要である。
- EMSトレーニングを実施することに加えて，歩行やclosed kinetic chain（CKC）エクササイズを実施し，実際に「使う」ことによって筋出力を高めることが必要である。

Ⅰ．電気刺激療法とは

電気刺激療法とは，生体に電流を流し，その刺激作用で何らかの治療効果を得ようとするものである。主として神経や筋を対象として，刺激電極で電流を流して脱分極させ，生理的反応を起こさせる。

電気刺激療法に関しては様々な効果が報告されており，その目的により治療的電気刺激（TES：therapeutic electrical stimulation），経皮的電気神経刺激（TENS：transcutaneous electrical nerve stimulation），機能的電気刺激（FES：functional electrical stimulation），骨刺激（BS：bone stimulation），電位治療（EPT：electric potential therapy）などに分類される。本稿では，変形性膝関節症（膝OA）に対する運動療法として用いるTESに分類される骨格筋電気刺激（EMS：electrical muscle stimulation）に関して取り上げる。

Ⅱ．骨格筋電気刺激（EMS）の生理学的効果

TESに分類される電気刺激療法の中で，骨格筋の運動ポイント（神経終板）を刺激することによって骨格筋の生理学的反応を起こさせるものを骨格筋電気

刺激（EMS）という。EMSは神経・筋を刺激することにより骨格筋の収縮を促し，循環改善効果，代謝促進効果，筋力増大効果を狙うものである。その結果として，局所の温熱，疼痛改善，代謝改善，筋力強化がもたらされる。それぞれの効果については多くの研究結果が示されているが，最近では骨格筋電気刺激の効果として筋力増大と代謝促進の効果がより高いとされており，著者らも両効果についての臨床研究の結果を報告している[1,2]。

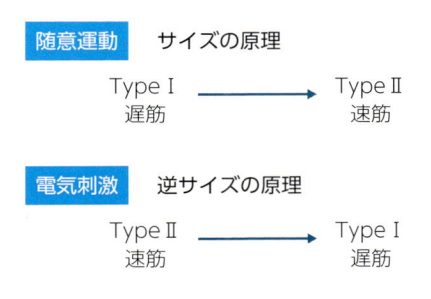

図1　運動単位の動員様式の違い

随意運動ではサイズの原理に基づき，Type Ⅰ線維から優先的に動員されるが，電気刺激による筋収縮では，順序が逆転し，Type Ⅱ線維から優先的に動員される。

EMSの生理学的効果の最も重要な特徴として，運動単位の動員様式が随意運動とは異なることが挙げられる（図1）。通常の随意運動時における運動単位の動員様式は，サイズの原理に基づき，S型の運動ニューロンで支配され，収縮張力が低く，疲労しにくい筋線維であるType Ⅰ線維（遅筋線維）から動員され，収縮張力が増大することに伴い，F型の運動ニューロンで支配されるType Ⅱ線維（速筋線維）が順次動員される。一方でHamadaら[3]やMoritaniら[4,5]は，電気刺激では太い神経線維であるF型運動ニューロンで支配されるType Ⅱ線維（速筋線維）から動員が始まることを電気生理学的に明らかにしており，随意収縮とは異なるエネルギー代謝特性の存在を報告している。このような電気刺激による運動単位の動員様式を逆サイズの原理という。逆サイズの原理がもたらす臨床的効果は大きく，たとえば随意運動ではType Ⅱ線維（速筋線維）の割合が高いとされる筋のトレーニングを行う場合，ある程度強い負荷でのトレーニングを反復しなければ，Type Ⅱ線維（速筋線維）は動員されない。中高齢者の膝OA患者が実施できる随意運動での運動強度では，Type Ⅱ線維（速筋線維）を含めた筋力増大のために必要十分な負荷を与えることは難しいことが多い。EMSを用いてType Ⅱ線維（速筋線維）を含めたすべての筋線維タイプの動員を行うことにより，低強度で効率的に筋肥大，筋力増大をもたらすことができる。

Ⅲ．下肢骨格筋電気刺激トレーニングの実際

EMSを用いて各種トレーニングを行う場合，目的に応じた刺激プロトコールを設定する必要がある。設定すべき刺激プロトコールは，電流強度・パルス幅（通電期間）・刺激周波数・刺激波形・刺激インターバル（duty cycle）で構成される。

1 ─ 電流強度

　骨格筋の収縮を起こすためには一定以上の電流強度が必要であり，大きな生理学的反応を引き起こすためには電流強度が高ければ高いほど効果は高い。電流強度は以下の式で示す通り，電圧値もしくは電流値とパルス幅で規定されるが，実際に筋に与えられる刺激は皮膚の電気的抵抗（皮膚インピーダンス）の影響を受けるため，皮膚の電気的抵抗を考慮する必要がある。

$$電流強度 ＝（電圧 \ or \ 電流）× パルス幅$$

2 ─ パルス幅（通電期間）

　パルス幅とは，ピークパワーの半分の点におけるパルス立ち上がりから立ち下がりまでの間の時間と定義されている。上述した通り，パルス幅は電流強度と比例の関係にあるが，パルス幅が大きいと，皮膚インピーダンスが高くなってしまうことが知られている。一方で，パルス幅を小さくすることで皮膚インピーダンスを低下させることができるので，電流強度を調節する場合，電圧値や電流値だけでなく，パルス幅をコントロールすることも重要である。一般的にEMSトレーニングで筋力増大を目的とする場合，パルス幅は150〜250μsecで設定する。

3 ─ 刺激周波数

　どのような刺激電流強度においても，筋収縮の反応の仕方は刺激周波数によって決定される。筋に単発の電気刺激を与えると，刺激後0.01〜0.02秒で約0.1秒の瞬間的な収縮が起こる。これを「単収縮」と呼ぶが，これに対して，単収縮が終了する前に次の刺激を与えた場合，単収縮が重なり合い「加重」が生じ，単収縮よりも大きな収縮力が得られる。これを「強縮」と呼ぶ[6]（図2）。電気刺激で筋肥大，筋力強化を図る場合，単収縮では効果は得られず，強縮を反復することが必要である。個人差または刺激する筋によっても異なるが，強縮を起こすためには10〜15Hz以上の周波数で刺激する必要がある。しかしながら，皮膚の不快感が少ないとされる，1,000Hz以上の中周波のような高い周波数帯の刺激を用いるとhigh-frequency-

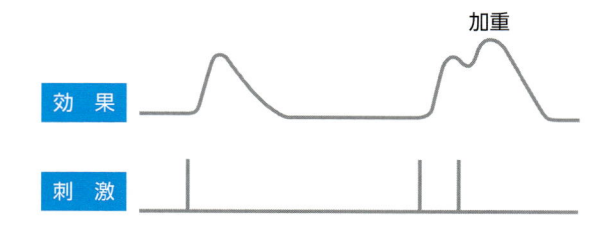

図2 単収縮と強縮

単収縮が終了する前に次の刺激が加わることにより，単収縮が重なり合い，加重が生じる。
加重が生じることにより，単収縮よりも大きな収縮力が発揮される。これを強縮という。

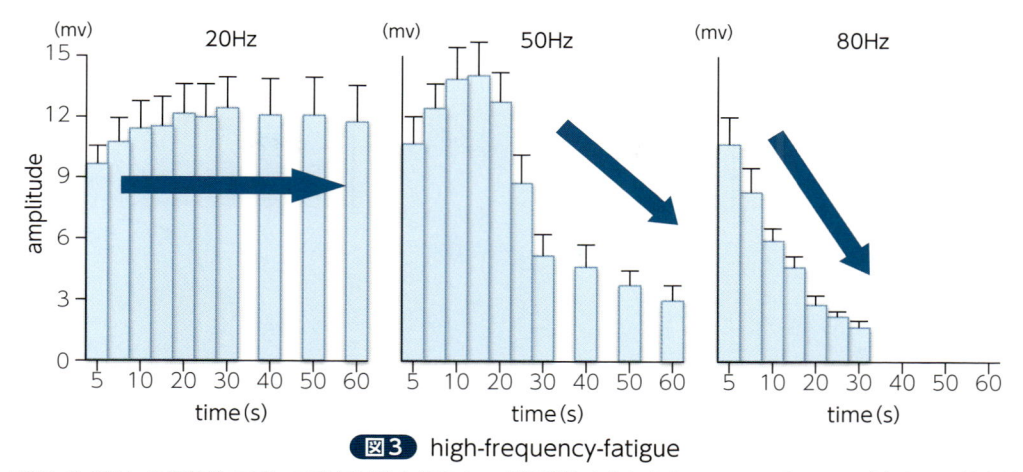

図3 high-frequency-fatigue

50Hzや80Hzの周波数を用いて電気刺激を行うと，刺激開始直後からfrequency fatigueが出現し，筋収縮力は弱くなってしまう。一方で20Hzでは筋収縮力は比較的保たれる。

（文献4，5）より一部改変）

fatigue（高周波性筋疲労）が起こるため，刺激後すぐに筋の発揮張力が低下してしまい，筋収縮が持続しにくいことがわかっている。さらにはMoritaniらは低周波帯に属する50Hzや80Hzの刺激周波数においてもfrequency-fatigueが刺激後早期に出現し，筋肥大や筋力増大を起こすために必要な筋収縮を持続させることは困難であるが，20Hzでは筋収縮が比較的持続できると報告している（図3）[4,5]。

したがって，効果的に筋肥大や筋力強化を目的とする場合，15Hz以上でかつ，比較的低い周波数を用いることがよい。このことは，EMSトレーニングによってあまり著明な効果が得られなかったとする先行研究の結果からも説明できる。Komatsu，Ueda，Siskは，2,500～5,000Hzの中周波を，Rebai，Lieber，Synderは50Hzを採用してEMSの効果を検証したが，いずれも若干の筋力増大効果を認めているものの，随意運動でのトレーニング効果と大きな差を認めていない。これらの結果は，刺激周波数が要因のひとつとして考えられる。これらのことから，筆者らは20Hz付近での刺激を推奨している。

ただし，循環改善や代謝促進を目的とする場合はこの限りではなく，10Hz未満の刺激周波数で単収縮を反復させるほうが酸素消費量が高まるという結果が確認されている。

4 ─ 刺激波形

一般的には立ち上がりが非常に速い矩形波が用いられるが，上述した20Hz程度の低い周波数帯を用いる場合，皮膚の不快感，痛みは強くなってしまう。それによって刺激電流強度を上げることが難しくなり，筋力トレーニングの効

① 矩形波

② 指数関数的漸増波

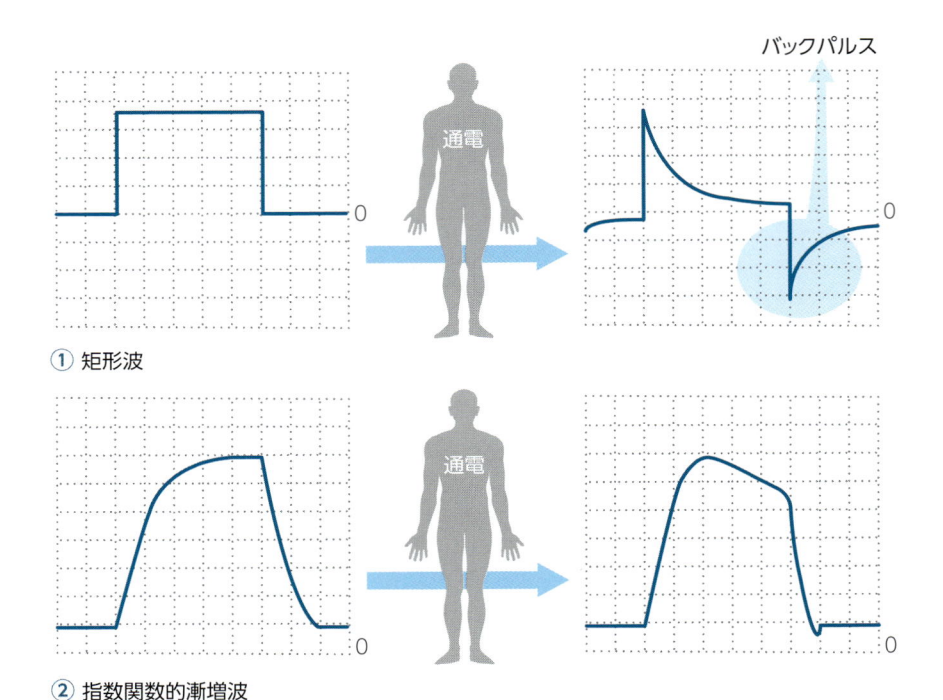

図4 矩形波と指数関数的漸増波 (exponential climbing pulse)

① 矩形波による刺激では，刺激によってバックパルスが発生し，これが皮膚の不快感や痛みの要因となる。
② 指数関数的漸増波による刺激では，バックパルスが発生しない。また，生体への通電量も大きい。

果が得られにくい。そこで，刺激の立ち上がり時間を少し設け，指数関数的に電流量を増大させる指数関数的漸増波 (exponential climbing pulse) を用いることで皮膚の不快感を軽減することができる。図4-①に示すように矩形波では刺激によってバックパルスが発生し，これが皮膚の不快感や痛みの要因となっている。一方で指数関数的漸増波では，図4-②に示すようにバックパルスが発生せず，さらには生体内に取り込まれる総電流量も大きい。したがって，刺激間隔，電流量の上でも指数関数的漸増波はEMSにおいて有利な波形であることがわかる。

5 ― 刺激インターバル (duty cycle)

EMSトレーニングにおいて，上述した20Hzや低周波数帯域の刺激を用いる場合，休止時間を設けず連続で刺激を続けると，筋収縮により完全に血流が途絶えてグリコーゲンなどの高リン酸化合物の再合成が不全状態になり，筋疲労が極短時間で起きてしまうため，筋肥大に必要な遺伝子も含めた生化学的変化が十分に惹起できない。したがって，刺激の休止期間を設ける必要がある。一

般的には刺激と休止の時間を1：1以上に設定する。つまりは，刺激時間よりも休止時間を長くとることが必要であるとされているが，はっきりしたエビデンスは示されていない。筆者らの研究室における基礎研究では，20Hzの周波数条件のもと，様々なパターンのduty cycleを実験的に検証した結果，5秒刺激，2秒休止というパターンにおいて筋酸素取込動態が維持され，筋疲労を最小限度にとどめながら，血中乳酸を有意に増加させることが可能であることがわかった。一方で，EMS研究の第一人者であるDr.Kozzは2,500Hzの中周波を用いて，刺激10秒，休止50秒というプロトコールを推奨したとされている。このduty cycleは筋収縮エネルギーのATP再生機構であるホスファゲンシステム（ATP-CP）のメカニズムに合致していると言われている。また，多くの報告では，刺激時間を15〜30秒，休止時間をその2〜3倍に設定するという方法も多用されている。duty cycleについては様々な方法がとられており，今後さらなる検証が必要である。

6 ― その他

電気刺激療法を実施する際には，皮膚インピーダンスを考慮しなければならない。皮膚インピーダンスは数MΩ（$1×10^6$Ω）になることもあるため，電極と皮膚との導通を良くして皮膚インピーダンスを減らすことが必要である。皮膚インピーダンスを減らす方法としては，皮膚前処置を行うこと，前述したようにパルス幅を小さくコントロールすること，電極サイズを大きくすることなどが挙げられる。皮膚前処置としては，石鹸やアルコール綿で皮脂や汚れを落としたり，皮膚温を上昇させて湿潤にしたりしておくことも有効である。電極サイズは，電極密度と反比例の関係にある。同じ電流量であれば，面積の大きい電極に比べて小さい電極を使用することで電流密度を高くすることができ，筋への刺激は効果的なものになるが，電流密度が高いほど皮膚での刺激感が強くなるという問題がある。したがって，刺激部位によって電極サイズを選択することが重要である。皮膚インピーダンスを最小限に抑制することが電気的エネルギーの損失を抑えることにつながるので，電極は大きめに設定するほうが得策であると考える。それによって皮膚で発生する熱や不快感も少なくなり，出力電流値を上げ，筋に多くの電気的エネルギーを到達させることができる。

また，膝OAをはじめとして，関節障害にEMSトレーニングを用いる場合，運動様式を考慮する必要がある。膝OAや靱帯損傷においては，大腿脛骨関節や膝蓋大腿関節に加わる剪断力が痛みや症状の悪化につながる。したがって，関節運動を伴わない運動，つまりは目的とする筋とその拮抗筋を同時に収縮させる等尺性収縮を行うほうがよい。膝OAに対して大腿四頭筋の筋力トレーニングを

第4章 変形性膝関節症の運動療法

8 運動療法の禁忌

Point

- 運動療法は，効果発現までに多少の時間を要するために，継続性が問題となる。
- 継続するためには定期的なチェックが必要である。
- 運動療法を安全に行うための，運動療法の禁忌の基準には様々なものがある。
- 心疾患や糖尿病などの患者は，各疾患別の禁忌事項にも注意が必要である。

I. 運動療法の問題点

変形性膝関節症（膝OA）の変形が強い場合でも，まず保存療法を行うことは重要である。運動療法の利点は，簡単で，「いつ」でも「どこ」でも「誰」でも行うことができる点である一方，効果発現までに多少の時間を要し，患者の自主性が求められるため，継続性が問題となる。モチベーションを保つためには，医師（医療従事者）による定期的なチェックも継続する必要がある[1,2]。

II. 一般的な運動療法の禁忌

運動療法は「いつ」でも「どこ」でも「誰」でも簡単に行うことができるが，安全に行う基準が重要である。運動療法の中止基準には様々なものがある。有名なものとして，1964年Andersonが，リハビリテーション訓練を行うにあたってのリスク管理上の注意を発表した。これがいわゆるアンダーソンの基準である[3]。その後，土肥がこの基準を日本人向けに改定し，現在もわが国での運動療法の基準のひとつとなっている（**表1**）[4]。

日本リハビリテーション医学会では，種々のリハ中止基準を統合し，学会の基準として策定している（**表2**）[5]。

また，運動の強度も重要である。推奨されている運動強度は，最大酸素摂取量（VO_2max）の50%前後の運動である。これは心拍数と良い相関があり，運動負荷の目標心拍数は次のKarvonenの式で計算できる[6]。

$$\{(220-年齢)-安静時心拍数\} \times 係数^* + 安静時心拍数 \quad *係数は0.5〜0.7$$

表1 運動療法実施のための基準　アンダーソン・土肥の基準

1. 運動を行わないほうがよい場合	①安静時脈拍数　120/分以上 ②拡張期血圧　120mmHg以上 ③収縮期血圧　200mmHg以上 ④労作性狭心症を現在有するもの ⑤新鮮心筋梗塞　1カ月以内のもの ⑥うっ血性心不全の所見の明らかなもの ⑦心房細動以外の著しい不整脈 ⑧運動前に既に動悸，息切れのあるもの
2. 途中で運動を中止する場合	①運動中，中等度の呼吸困難，めまい，嘔気，狭心痛などが出現した場合 ②運動中，脈拍数が140/分を超えた場合 ③運動中1分間10回以上の期外収縮が出現するか，または頻脈性不整脈（心房細動，上室性または心室性頻脈）あるいは徐脈が出現した場合 ④運動中，収縮期血圧40mmHg以上または拡張期血圧20mmHg以上上昇した場合
3. 次の場合は運動を一時中止し，回復を待って再開する	①脈拍数が運動前の30％を超えた場合。ただし2分間の安静で10％以下に戻らない場合は，以後の運動は中止するか，きわめて軽労作のものに切り替える ②脈拍数が120/分を超えた場合 ③1分間10回以下の期外収縮が出現した場合 ④軽い動悸，息切れを訴えた場合

（土肥　豊，脳卒中のリハビリテーション―リスクとその対策．Medicina, 13, p1068, 1976）

表2 リハ中止基準（日本リハビリテーション医学会）

1. 積極的なリハを実施しない場合	①安静時脈拍40/分以下あるいは120/分以上 ②安静時収縮期血圧70mmHg以下または200mmHg以上 ③安静時拡張期血圧120mmHg以上 ④労作性狭心症の方 ⑤心房細動のある方で著しい徐脈または頻脈がある場合 ⑥心筋梗塞発症直後で循環動態が不良な場合 ⑦著しい不整脈がある場合 ⑧安静時胸痛がある場合 ⑨リハ実施前に既に動悸・息切れ・胸痛のある場合 ⑩坐位でめまい・冷や汗・嘔気などがある場合 ⑪安静時体温が38℃以上 ⑫安静時酸素飽和度（SpO_2）90％以下
2. 途中でリハを中止する場合	①中等度以上の呼吸困難，めまい，嘔気，狭心痛，頭痛，強い疲労感が出現した場合 ②脈拍が140/分を超えた場合 ③運動時収縮期血圧が40mmHg以上，または拡張期血圧が20mmHg以上上昇した場合 ④頻呼吸（30回/分以上），息切れが出現した場合 ⑤運動により不整脈が増加した場合 ⑥徐脈が出現した場合 ⑦意識状態の悪化
3. いったんリハを中止し，回復を待って再開する場合	①脈拍数が運動前の30％を超えた場合，ただし，2分間の安静で10％以下に戻らない時は以後のリハを中止するか，またはきわめて軽労作のものに切り替える ②脈拍が120/分を超えた場合 ③1分間10回以上の期外収縮が出現した場合 ④軽い動悸，息切れが出現した場合
4. その他の注意が必要な場合	①血尿の出現 ②喀痰量が増加している場合 ③体重が増加している場合 ④倦怠感がある場合 ⑤食欲不振時・空腹時 ⑥下肢の浮腫が増加している場合

（文献5）より引用）

50歳未満では1分間100～120拍以内，50歳以降では1分間100拍以内にとどめておくほうがよい。

また患者の自覚的運動強度を示す指標として，Borg scale[7]（表3）がある。「楽である」「ややきつい」といった体感も重要な目安になる。「きつい」と感じるときは強すぎる運動であるため，控えたほうがよい。

表3 主観的運動強度（Borg scale）

6		
7	very very light	非常に楽である
8		
9	very light	かなり楽である
10		
11	fairly light	楽である
12		
13	somewhat hard	ややきつい
14		
15	hard	きつい
16		
17	very hard	かなりきつい
18		
19	very very hard	非常にきつい
20		

（文献7）より引用）

Ⅲ．心疾患を有する場合

「心血管疾患におけるリハビリテーションに関するガイドライン（2012年改訂版）」[6]にて以下のように記されている（表4）。NYHA Ⅳ度に関しては，全身的な運動療法の適応にならないが，局所的な骨格筋トレーニングの適応となる可能性はある。必ずしも禁忌とならないものは，高齢，左室駆出率（EF）低下，補助人工心臓（LVAS）装着中の心不全，植込み型除細動器（ICD）装着後などである。

表4 心不全の運動療法の禁忌

1.絶対的禁忌	①過去1週間以内における心不全の自覚症状（呼吸困難，易疲労性など）の増悪 ②不安定狭心症または閾値の低い（平地ゆっくり歩行 [2METs] で誘発される）心筋虚血 ③手術適応のある重症弁膜症，特に大動脈弁狭窄症 ④重症の左室流出路狭窄（閉塞性肥大型心筋症） ⑤未治療の運動誘発性重症不整脈（心室細動，持続性心室頻拍） ⑥活動性の心筋炎 ⑦急性全身性疾患または発熱 ⑧運動療法が禁忌となるその他の疾患（中等症以上の大動脈瘤，重症高血圧，血栓性静脈炎，2週間以内の塞栓症，重篤な他臓器障害など）
2.相対的禁忌	①NYHA Ⅳ度または静注強心薬投与中の心不全 ②過去1週間以内に体重が2kg以上増加した心不全 ③運動により収縮期血圧が低下する例 ④中等度の左室流出路狭窄 ⑤運動誘発性の中等症不整脈（非持続性心室頻拍，頻脈性心房細動など） ⑥高度房室ブロック ⑦運動による自覚症状の悪化（疲労，めまい，発汗多量，呼吸困難など）
3.禁忌とならないもの	①高齢 ②左室駆出率（EF）低下 ③補助人工心臓（LVAS）装着中の心不全 ④植込み型除細動器（ICD）装着例

循環器病の診断と治療に関するガイドライン．心血管疾患におけるリハビリテーションに関するガイドライン（2012年改訂版）．http://square.umin.ac.jp/jacr/link/doc/JCS2012_nohara_h.pdf（2014年4月閲覧）

Ⅳ. 肥満や糖尿病患者における運動療法の禁忌

　肥満患者では，しばしば体重の負担による膝の痛みを訴える。膝痛が出現する場合は，膝に負担のかかりにくい自転車エルゴメータや水中での運動を勧める。

　糖尿病患者に関しては，まず経口血糖降下薬服用の有無，インスリン注射の有無を確認する必要がある。薬物療法を行っている場合，低血糖発作の可能性を考えておく必要がある。低血糖症状は，空腹感，冷や汗，めまい，手のふるえ，動悸，いらいら感，不安などで始まる。症状が進むと，失見当識，痙攣，昏睡まで至ることがあるので注意が必要である。糖尿病患者においては，運動時には必ず補食を携帯する。低血糖症状を疑う場合は補食を摂ったり，血糖測定を行ったりする。

　その他，糖尿病における運動療法の禁忌[8,9]を示す(**表5**)。

　空腹時血糖値が250mg/dL以上になった場合は，インスリン依存性の糖取り込みが低下した状態であり，運動することで上昇するインスリン拮抗ホルモンの影響でさらなる代謝状態の悪化をまねくことがあるため，運動を行ってはならない。

　網膜症は，単純網膜症では運動制限はない。増殖前網膜症以上の重症度で光凝固が必要な場合には，運動療法は控える。光凝固療法後で網膜症が安定していれば運動は可能である。増殖網膜症で新生血管がある場合は軽度の運動でも硝子体出血が誘発されるため，注意が必要である。

　腎症では，第3期からは運動療法に制限が出る場合がある。

表5 糖尿病における合併症の程度と運動療法の可否

運動療法	実施可	状況を観察しながら実施可	積極的運動実施不可
網膜症	無～単純	前増殖期	増殖
腎症	1・2期	3期	4・5期
末梢神経障害	無症候性神経障害	症候性だが運動で不変	症候性で運動により悪化
自律神経障害	CV-RR　正常	CV-RR　軽度低下	CV-RR　著明低下

運動療法の禁忌
①インスリン欠乏状態で空腹時血糖値が250mg/dL以上，または尿中ケトンが中等度以上陽性の場合
②増殖網膜症による新鮮な眼底出血のある場合(眼科医と相談する)
③腎不全状態にある場合(血清クレアチニン，男性2.5mg/dL以上，女性2.0mg/dL以上)
④虚血性心疾患や心肺機能に障害のある場合
⑤骨・関節疾患がある場合
⑥急性感染症
⑦糖尿病壊死
⑧高度の糖尿病自律神経障害

(文献8,9)より一部改変)

神経障害では末梢神経障害は特に制限はないが，外傷に気づかないことがあるため，運動の前後に踵などに傷がないか確認することは重要である。また，高度の自律神経障害がある場合は運動療法により立ちくらみや低血圧を起こす可能性があり，運動による心拍数増加がなく，運動強度が適切に評価されないため，実施は危険である。

文献

1) 千田益生：【高齢者の変形性膝関節症と運動療法―有効性と限界―】運動療法の有効性と限界 RCTからみた考察．臨スポーツ医．2011；28(6)：655-60．
2) 池田　浩：【変形性関節症・脊椎症 診断と治療の最前線】変形性膝関節症の治療 運動療法の進め方．Geriatr Med. 2010；48(3)：337-40．
3) Anderson AD：The use of the heart rate as a monitoring device in an ambulation program: a progress report. Arch Phys Med Rehabil. 1964；45：140-6．
4) 土肥　豊：脳卒中のリハビリテーション―リスクとその対策．Medicina．1976；13：1068．
5) 日本リハビリテーション医学会，編：リハビリテーション医療における安全管理・推進のためのガイドライン．医歯薬出版．2006, p6．
6) 循環器病の診断と治療に関するガイドライン．心血管疾患におけるリハビリテーションに関するガイドライン（2012年改訂版）．http://square.umin.ac.jp/jacr/link/doc/JCS2012_nohara_h.pdf（2014年4月閲覧）
7) Borg GA：Psychophysical bases of perceived exertion. Med Sci Sports Exerc. 1982；14(5)：377-81．
8) 清野弘明，他：【糖尿病の運動療法】合併症による運動療法の修飾．糖尿病．2004；47(8)：632-4．
9) 坂田道教：【運動と生活習慣病のかかわりにせまる】運動の指導方法にせまる．Life Style Med. 2010；4(3)：216-22．

　　　　　　　　　　　　　　　　　　　　　　　　　　　　　　（堅山佳美）

第4章 変形性膝関節症の運動療法

9 運動療法がなぜ変形性膝関節症に有効なのか

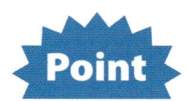

Point

- 運動療法は，変形性膝関節症（膝OA）の痛みや障害に対して有効な治療法であり[1]，いくつかのガイドラインでは保存的治療のfirst choiceとされている。
- しかし運動療法の有効性に関するメカニズムが理解されているとは言いがたい。
- なぜ運動療法が膝OAの痛みや機能障害に対して有効なのか，運動療法の有効性を論じた報告の中から，その機序について科学的根拠を考慮して抽出した報告がある[2]。運動療法が膝OAに対してなぜ有効なのかを各要素別に考えてみる。

I．神経・筋の要素

1 ― 筋 肉

a 関節周辺の筋肉の収縮力が，軟骨の質を保持するためには重要である[3]

この記述はPalmoskiの仮説による。Palmoskiは，イヌで片足を免荷あるいは切断し，軟骨の形態学的変化を研究した。ギプスによって6日間膝関節を固定すると関節軟骨が萎縮した[4]。またイヌで片方の足を切断して，3本足歩行を6週間続けた実験では，足がない下肢の膝（可動はするが免荷）では軟骨の萎縮が起こった（図1）。Palmoskiは，関節の動きだけでは関節軟骨の完全性を保つことには不十分であり，大腿四頭筋やハムストリングの力が必要であると考えた。

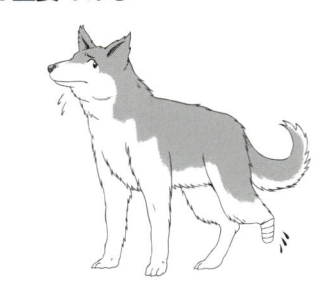

図1 イヌで片方の足を切断した実験

b 股関節の外転筋力の弱化は，同側の内側型膝OAを助長する[5]

歩行時の片足立位時に股関節外転筋の筋力低下があると，骨盤は反対側が沈むように傾斜する（図2）。体重重心は，遊脚期にある側の下肢に向かうため，立脚期側下肢の膝関節内側への圧迫力が増加することから内側型膝OAが増悪する。

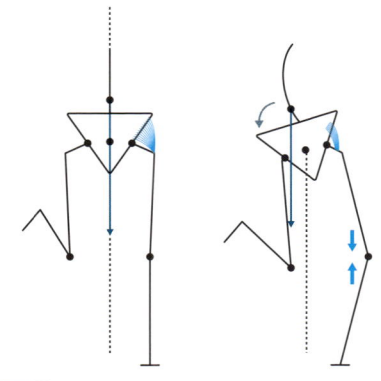

図2 股関節外転筋の筋力低下による同側の内側型変形性膝関節症の助長

2 ― 固有受容系，バランス，運動学習

a 運動療法は，膝関節に対する衝撃や衝撃的な負荷を軽減する[6]（図3）

α運動神経の活動性は筋紡錘，ゴルジ体などの固有受容体に影響を受ける。筋肉を多く使用すると筋肉の固有受容系が活性化する[7]。筋力強化トレーニング後の膝伸展筋の筋力向上に伴って，α運動神経の活動が増加する[8]。運動療法を行うことで，筋力強化だけでなく，膝伸展筋や他の筋の協調性が改善し関節の負荷が軽減される。

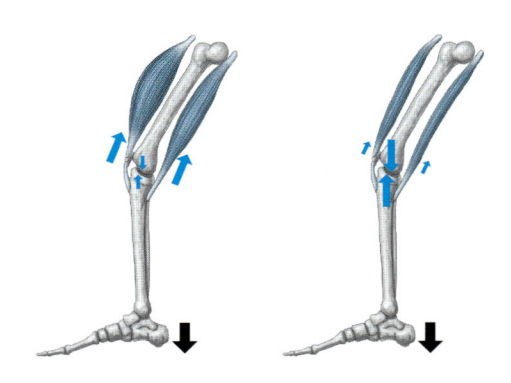

図3 大腿筋の筋力低下による膝関節の衝撃増加

b 関節原性筋抑制（AMI：arthrogenous muscle inhibition）について

痛み，関節包の締め付け，水腫，靭帯の伸長などで固有受容体が刺激され，そのために起こる筋肉の神経原性抑制である。症状のない段階の膝OAで，大腿四頭筋の筋力低下が起こるのは，このメカニズムである[9]。痛みは筋力低下につながる[10]。

3 ― エネルギー吸収能力

大腿四頭筋の筋力低下は，踵接地時の膝関節に対する衝撃を増加させる[11]

関節の衝撃に対するエネルギー吸収には健常な軟骨や軟骨下骨，また遠心性の動きをする際の筋肉や腱も必要である[12]。筋萎縮はショック吸収能力としての筋肉の機能を減少させる。強力な筋肉は衝撃の吸収能力も高い。

4 ― 安定性

運動療法により膝関節の安定性が得られ，膝OAの症状を改善させる（図4）

筋力低下や筋力不均衡は，関節の不安定性をまねき関節内に過負荷の部位を生じる。運動療法で関節における負荷を均一化できる[11]。膝関節伸展・屈曲筋の運動療法は，膝OAの安定性を改善させ，安定性の獲得により膝OAの悪化を防止できる[13]。膝OAの変性は，関節の不安定性・不均一性によって通常の負荷でも助長される[14]。

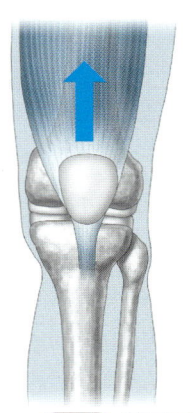

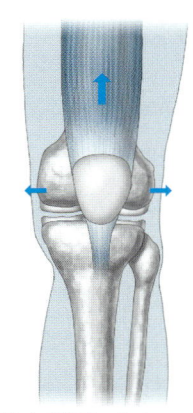

図4 膝周囲の筋力低下による関節不安定性の助長

Ⅱ．関節周囲の要素

1── 骨以外の結合織

運動療法は結合織を刺激し，その結果痛みが緩和される[15]

　膝OAのADL制限に対する運動療法の予防的効果として，柔軟性の向上がある[16]。

2── 骨

運動療法は骨密度を増加させ，膝OAの症状緩和につながる[17]

　骨密度の増加が膝OAの症状軽減に影響するpathwayは明らかではない。

Ⅲ．関節内の要素

1── 軟　骨

運動療法の効果は，軟骨の形態的・構造的な改善によって説明できる[18]

　運動療法により，軟骨のプロテオグリカン含有量が高まり，軟骨変性を予防できる[3]。また蛋白欠損への効果的影響[17]，pHの増加，ヒアルロン酸の分子量増加[9]が起こる。軟骨細胞は刺激の強さや頻度を認識でき[18]，機械的刺激は軟骨細胞の蛋白同化あるいは異化に直接影響する[19]。ハムスターにおける研究で，不動の生活様式では関節軟骨のプロテオグリカン含有量は低くなるが，毎日リング走行エクササイズを行うと回復し，軟骨の変性が防止できた[20]。イヌで後肢をギプス固定すると軟骨プロテオグリカン含有量や合成能は減少するが，6週間ギプスをまいた後，外せば2週間で元に戻る。コントラストエンハンスMRIによる研究では，運動療法を行うことで軟骨のグリコサミノグリカン（GAG）が増加した[21]。GAGはプロテオグリカンを形成するのに関係しており，軟骨の重要な粘弾性のために必要である[22]。膝OAで水腫のある17名の関節液中のコンドロイチン硫酸のレベルが，12週間の大腿四頭筋エクササイズで低下し関節軟骨や関節内の要素の破壊を防いだ[9]。

2── 慢性炎症

慢性炎症では，筋萎縮が起こり，結果的に関節の破壊につながる。運動療法はこの慢性炎症の影響を減少できる[23]**（全身的な慢性炎症については後述）**

3 — 関節液

a 運動療法には関節液のポンプ効果があり，関節軟骨への栄養供給に有効である[18]

ハムスターでの不動の生活様式では関節液の量は減少した[20]。

b ヒアルロン酸

膝OAではヒアルロン酸の分子量は減少するが，12週間の大腿四頭筋エクササイズでヒアルロン酸の分子量が増加した[9]。高分子量のヒアルロン酸は，低分子量のヒアルロン酸と比較して除痛効果に優れている[24]。高分子量のヒアルロン酸になることで痛みも軽減した[9]。運動療法により関節液の粘性を増加させ，そのことが除痛効果につながる[9]。

Ⅳ. 全身的健康

1 — 同時罹患率

運動療法は，心血管疾患，呼吸器疾患，糖尿病，骨粗鬆症，高血圧，高コレステロール血症に対しても良い影響を持つ

2 — 体重減少

運動療法は，体重減少に効果的である

105名の関節の痛みがある肥満者を対象に，胃を小さくする手術を行った結果，22.5カ月後の体重減少は44kgで，対象の89％で関節の痛みが消失した[25]。

Ⅴ. 精神的な要素

運動療法は，幸福感の高揚を通じて膝OAの症状に影響を与える

感情の改善は，痛みに影響を与える。

運動療法は自己自信，自己有効性認識，自己有効性を向上させ，うつを減少させる。65歳以上の人において，抵抗運動プログラムに参加したあと，うつ的な気分が減少した[26]。運動療法はHPAの活性を低下させ，結果としてうつ状態を改善する。

Ⅵ. 運動療法の全身的効果

膝OAにおいて，膝関節周囲の筋力トレーニングはもとより，エアロビックエクササイズなどの全身運動や上肢の運動でも効果を認める報告が多い。

Handschinら[27]は，不動やそれによる肥満という状態が，慢性炎症（chronic inflammation）を引き起こし，慢性炎症が，アディポサイトに作用すればインスリン抵抗性や2型糖尿病を引き起こし，免疫細胞に作用することで動脈硬化に，脳細胞に作用するとAlzheimer病，Huntington病，Parkinson病などの原因になり，また全身的なあるいは局所的なサイトカインの集中はがんの原因となると報告した（図5）。加えて，運動することで筋肉中にPGC1α（peroxisome proliferator activated receptor gamma coactivator 1α）が増加し，PGC1αが慢性炎症を抑制すると報告した。運動すること，筋肉を働かせることで，様々な病態を予防できる可能性があり，膝OAの症状改善のみならず，全身に対して良い影響を得ることができる可能性がある。

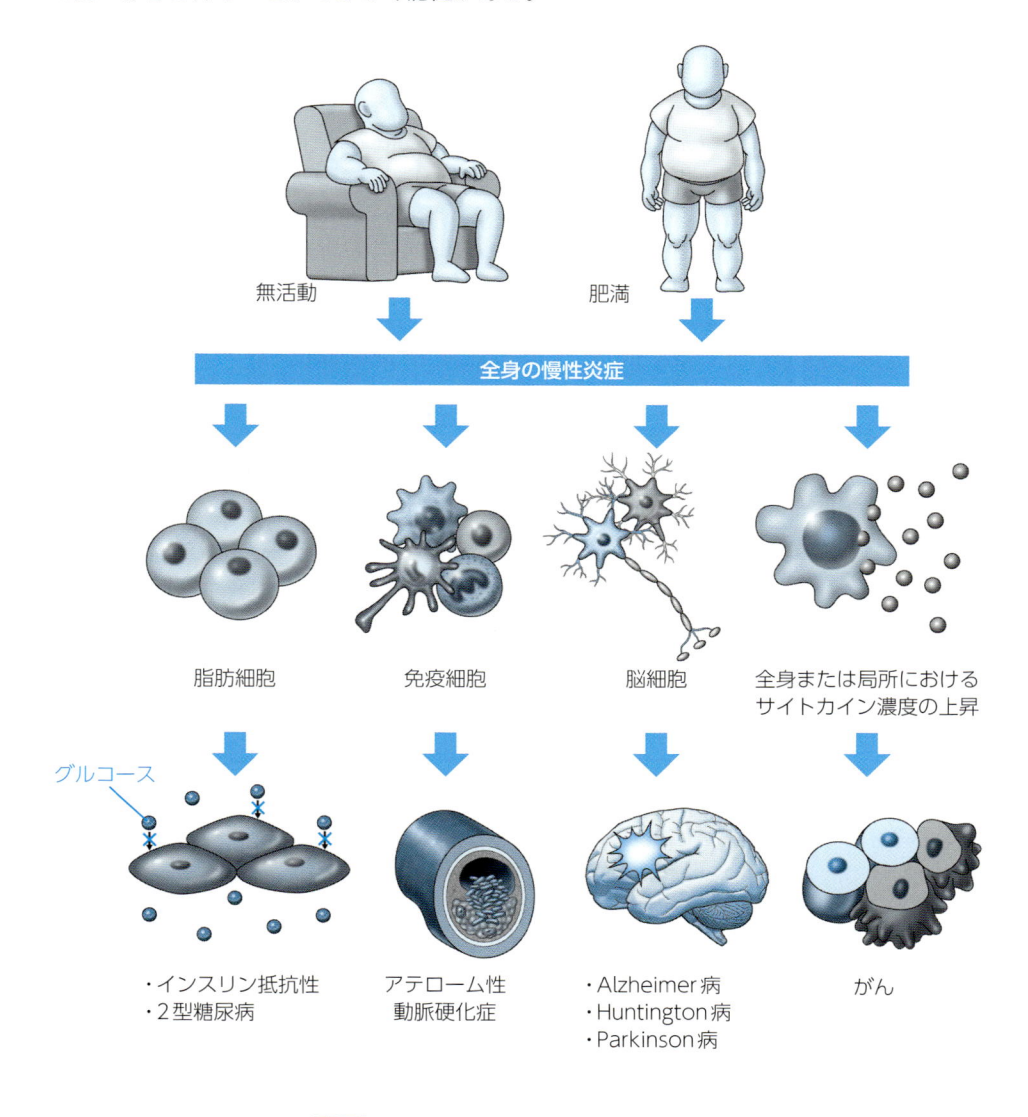

図5 全身の慢性炎症は様々な病態を引き起こす

文献

1) Fransen M, et al: Exercise for osteoarthritis of the knee. Cochrane Database Syst Rev. 2008;(4):CD004376.
2) Beckwée D, et al: Osteoarthritis of the knee: why does exercise work? A qualitative study of the literature. Ageing Res Rev. 2013;12(1):226-36.
3) Mikesky AE, et al: Effects of strength training on the incidence and progression of knee osteoarthritis. Arthritis Rheum. 2006;55(5):690-9.
4) Palmoski M, et al: Development and reversal of a proteoglycan aggregation defect in normal canine knee cartilage after immobilization. Arthritis Rheum. 1979;22(5):508-17.
5) Chang A, et al: Hip abduction moment and protection against medial tibiofemoral osteoarthritis progression. Arthritis Rheum. 2005;52(11):3515-9.
6) Topp R, et al: The effect of dynamic versus isometric resistance training on pain and functioning among adults with osteoarthritis of the knee. Arch Phys Med Rehabil. 2002;83(9):1187-95.
7) Hutton RS, et al: Acute and chronic adaptations of muscle proprioceptors in response to increased use. Sports Med. 1992;14(6):406-21.
8) Häkkinen K, et al: Changes in agonist-antagonist EMG, muscle CSA, and force during strength training in middle-aged and older people. J Appl Physiol. 1998;84(4):1341-9.
9) Miyaguchi M, et al: Biochemical change in joint fluid after isometric quadriceps exercise for patients with osteoarthritis of the knee. Osteoarthritis Cartilage. 2003;11(4):252-9.
10) Schilke JM, et al: Effects of muscle-strength training on the functional status of patients with osteoarthritis of the knee joint. Nurs Res. 1996;45(2):68-72.
11) Baker KR, et al: The efficacy of home based progressive strength training in older adults with knee osteoarthritis: a randomized controlled trial. J Rheumatol. 2001;28(7):1655-65.
12) Jefferson RJ, et al: The role of the quadriceps in controlling impulsive forces around heel strike. Proc Inst Mech Eng H. 1990;204(1):21-8.
13) Huang MH, et al: Preliminary results of integrated therapy for patients with knee osteoarthritis. Arthritis Rheum. 2005;53(6):812-20.
14) Moskowitz, et al, ed: Osteoarthritis: Diagnosis and Medical/Surgical Management. 2nd ed. W.B. Saunders, 1992, p213-32.
15) Deyle GD, et al: Effectiveness of manual physical therapy and exercise in osteoarthritis of the knee. A randomized, controlled trial. Ann Intern Med. 2000;132(3):173-81.
16) Penninx BW, et al: Physical exercise and the prevention of disability in activities of daily living in older persons with osteoarthritis. Arch Intern Med. 2001;161(19):2309-16.
17) Pelland L, et al: Efficacy of strengthening exercises for osteoarthritis (part I): a meta analysis. Physical Therapy Reviews. 2004;9(2):77-108.

18) Cochrane T, et al : Randomised controlled trial of the cost-effectiveness of water-based therapy for lower limb osteoarthritis. Health Technol Assess. 2005 ; 9(31) : iii-iv, ix-xi, 1-114.
19) Huang MH, et al : A comparison of various therapeutic exercises on the functional status of patients with knee osteoarthritis. Semin Arthritis Rheum. 2003 ; 32(6) : 398-406.
20) Otterness IG, et al : Exercise protects against articular cartilage degeneration in the hamster. Arthritis Rheum. 1998 ; 41(11) : 2068-76.
21) Roos EM, et al : Positive effects of moderate exercise on glycosaminoglycan content in knee cartilage : a four-month, randomized, controlled trial in patients at risk of osteoarthritis. Arthritis Rheum. 2005 ; 52(11) : 3507-14.
22) Lu XL, et al : Indentation determined mechanoelectrochemical properties and fixed charge density of articular cartilage. Ann Biomed Eng. 2004 ; 32(3) : 370-9.
23) Roubenoff R : Exercise and inflammatory disease. Arthritis Rheum. 2003 ; 49(2) : 263-6.
24) Kobayashi Y, et al : Viscoelasticity of hyaluronic acid with different molecular weights. Biorheology. 1994 ; 31(3) : 235-44.
25) McGoey BV, et al : Effect of weight loss on musculoskeletal pain in the morbidly obese. J Bone Joint Surg Br. 1990 ; 72(2) : 322-3.
26) Singh NA, et al : A randomized controlled trial of progressive resistance training in depressed elders. J Gerontol A Biol Sci Med Sci. 1997 ; 52(1) : M27-35.
27) Handschin C, et al : The role of exercise and PGC1alpha in inflammation and chronic disease. Nature. 2008 ; 454(7203) : 463-9.

〔千田益生〕

第5章 変形性膝関節症の薬物療法

1 各種薬剤の有効性と課題

Point

- 非ステロイド性抗炎症薬（NSAIDs：non-steroidal anti-inflammatory drugs）は有効であるが，消炎鎮痛効果と消化管障害や腎機能障害などの有害事象とのバランスを考慮すべきである。
- ヒアルロン酸（HA：hyaluronic acid）関節内注射は効果発現に時間がかかるものの，長期にわたり症状緩和に有効とされる。
- ステロイド関節内注射は炎症が著明な症例に限り，一時的に使用されるべきである。

Ⅰ．変形性膝関節症の薬物治療

　変形性膝関節症（膝OA）の治療目標は，疼痛や腫脹などの症状を緩和・除去するとともに膝機能を改善させ，病変の進行を阻止あるいは遅延させることによってADLを確保し，QOLを向上させることにある。膝OAの治療体系における薬物療法の位置づけについて，英国のNational Institute for Health and Clinical Excellence（NICE）ガイドラインでは患者教育や筋力強化，減量指導などの患者指導がまず中心に置かれ，患者の病状や必要性に照らして付加的に薬物療法を行うことが推奨されている[1]（図1）。また，Osteoarthritis Research Society International（OARSI）のガイドラインによればOAの至適な管理には非薬物療法と薬物療法の併用が必要であるとされ，薬物療法は日常生活指導や運動療法および装具療法などの非薬物療法と併用することが推奨されている[2]。すなわち，膝OAであれば即座に薬物を処方すべきというわけではない。薬物療法だけでなく，患者教育や運動療法，装具療法と併用して治療を行うべきである。

　薬物療法として使用する薬剤にはNSAIDsの内服・外用，HAやステロイドの関節内注射，アセトアミノフェン，オピオイドなどがある。本項ではこれらの作用機序と本症に対する有効性および課題について述べる。

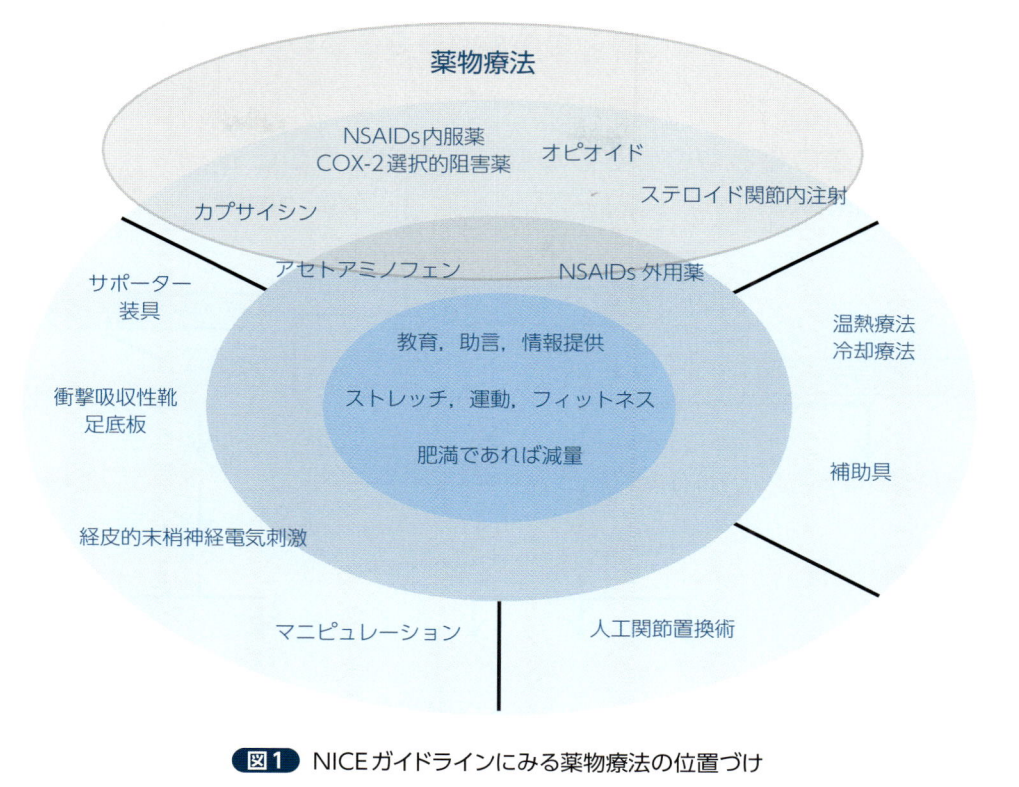

図1 NICEガイドラインにみる薬物療法の位置づけ

(文献1)より改変)

II. NSAIDs

1 ─ 作用機序

a 鎮痛の機序

　物理的・化学的な刺激が細胞膜に加わると，ホスホリパーゼA_2によって細胞膜のリン脂質にエステル結合しているアラキドン酸が細胞膜外に遊離される(**図2**)。遊離したアラキドン酸はシクロオキシゲナーゼ(COX)経路で，膜結合蛋白であるCOXのCOX活性部位によってプロスタグランジンG_2(PGG_2)に代謝されて膜内に移行する。移行したPGG_2はCOXのペルオキシダーゼ活性部位によってプロスタグランジンH_2(PGH_2)に変換される。その後，細胞質へ移動したPGH_2は各種酵素によりプロスタグランジンE_2(PGE_2)やプロスタグランジンI_2(PGI_2：プロスタサイクリン)などのプロスタグランジン類(PG類)およびトロンボキサンA_2(TXA_2)へ代謝され，種々の生理活性を示す(**表1**)。PGE_2やPGI_2は血管拡張や血管透過性増加作用を有するため，浮腫や白血球遊走による細胞浸潤が生じ炎症が出現する。また，PGE_2は炎症局所で産生されたブラジキニン(BK)の痛覚受容体感受性の閾値を低下させることで疼痛を増悪させる。

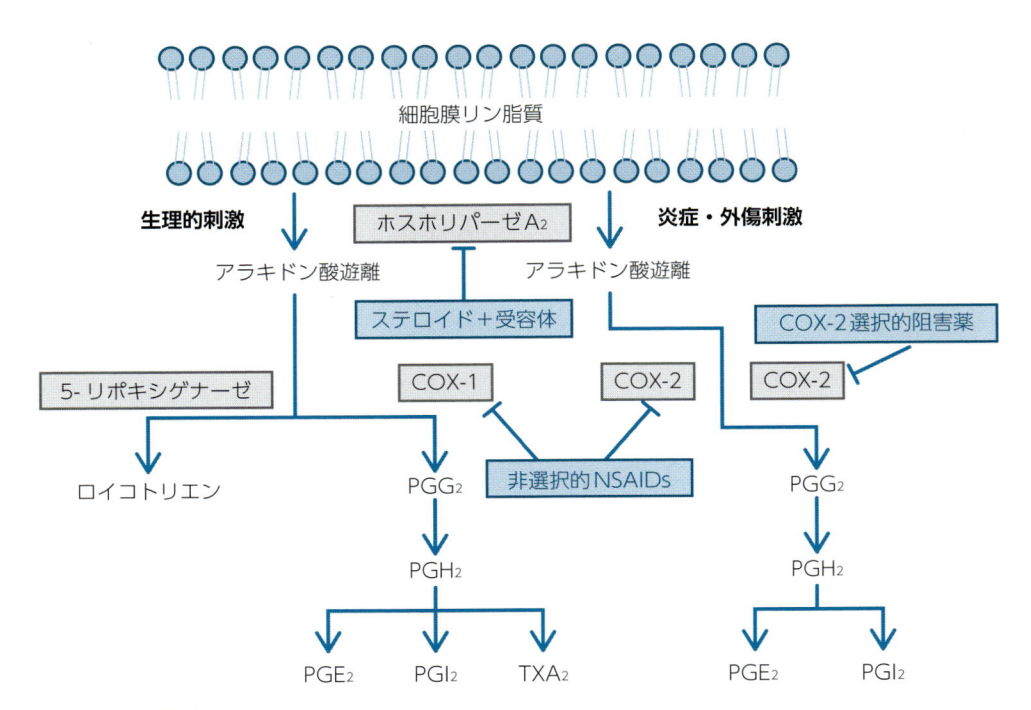

図2 アラキドン酸カスケードとNSAIDsおよびステロイドの効果発現部位

PG：プロスタグランジン，COX-1：シクロオキシゲナーゼ-1，COX-2：シクロオキシゲナーゼ-2，TX：トロンボキサン

表1 プロスタグランジン類およびロイコトリエンの作用

	PGE_2	PGI_2（プロスタサイクリン）	TXA_2	ロイコトリエン
作用	血管透過性の亢進，熱感，発赤，腎血流量の増加，胃酸分泌促進・胃粘膜血流増加，疼痛の増強	血小板凝集抑制，浮腫増強，気管支拡張，肺血管拡張，胃粘膜血流維持，胃粘膜保護	血小板凝集，血管収縮，気管支収縮	気管支収縮，気道炎症，気道浮腫，気道粘液分泌
作用部位	腎，胃，肺，肝臓，炎症部位	血管内皮，肺	血小板	肥満細胞，好酸球，好中球，単球，マクロファージ

　一方，リポキシゲナーゼ経路ではアラキドン酸は5-リポキシゲナーゼによって5-HPETEを経てロイコトリエンとなる（**図2**）。これは肥満細胞などで合成されアレルギー発症に関与し気管支収縮や気道浮腫，分泌増加を起こす。
　NSAIDsは前述のアラキドン酸経路でのCOX活性を阻害しPG類の生合成を低下させて抗炎症作用を示し，BKなどによる炎症痛に対して強い鎮痛作用を示す。

COXにはCOX-1とCOX-2の2つのアイソフォームがあり，それぞれ約600のアミノ酸残基からなるが，その作用部位や機序は異なる。COX-1は構成型COXと言われ，全身のほぼすべての組織の細胞小胞体に常時一定量存在する。しかし，炎症刺激では誘導されることはなく，ステロイドではその活性はほとんど抑制されない。

　一方，COX-2は脳や脊髄，腎，精巣には常時発現しているものの発現量は低い。局所の炎症刺激によって生じたサイトカインや増殖因子によってCOX-2の発現が誘導される。このためCOX-2は誘導型COXと呼ばれる[3]。なお，この活性はステロイドで抑制される。

b 有害事象とリスク

　アスピリンなどの非選択的NSAIDsはCOX-1によって産生されるPGE_2をも抑制するためPGE_2の持つ胃粘膜保護作用を阻害したり，腎血流量を低下させたりする。その結果，消化性潰瘍・穿孔，胃腸出血などの消化管障害や腎機能障害などの有害事象を生じさせうる。一方，COX-2選択的阻害薬はCOX-1に対してほとんど阻害作用を示さず，炎症組織に局所的に発現するCOX-2活性のみを抑制するため，これらの有害事象が少ない[4]。当初，COX-2選択的阻害薬は心血管イベントに関して血小板凝集を防ぐPGI_2を阻害しながら，COX-1が関与する血管収縮・血小板凝集を起こすTXA_2を阻害しないため，このリスクが高いと報告された。しかし，このリスクはCOX-2選択的阻害薬に特異的なものではないことが判明し，現在ではアスピリンを除くNSAIDs共通にみられる潜在リスクとして認識されている[5]。

2 ― 変形性膝関節症でのNSAIDsの生物学的効果

　膝OAでは約20％に滑膜炎が認められること，OA軟骨は正常の50倍量，サイトカイン刺激の18倍量のPGE_2を放出することやPGE_2 mRNAの発現が正常より亢進していることなどが報告されている[6]。また，滑膜炎で生じるBKは侵害受容器に直接作用して疼痛を生じさせ，PGは侵害受容器のナトリウムチャネル閾値を下げることで疼痛感度を高めるという。したがって，これらの生成や作用を阻害し抗炎症作用を示すNSAIDsは「症状緩和させる薬物：symptom-modifying OA drugs（SMOADs）」と言える。

3 ― 内服薬の臨床効果と課題

a 臨床効果

　OARSIが2007年に公表したガイドライン[2]ではCOX-2選択的阻害薬，NSAIDsとプロトンポンプ阻害薬（PPI）の併用はいずれもエビデンスレベル

表2 OARSIガイドライン(2010)での薬物療法に関する勧告

勧告内容	エビデンスレベル	推奨の強さ
アセトアミノフェン(≦4g/日)は軽度から中等度の疼痛のある患者に有効な第一選択経口薬である。十分な効果がない場合,あるいは炎症を伴うような激痛がある場合には有効性と安全性,併用薬や併存疾患を考慮して他の治療法を選択すべきである。	Ia	92% (88〜99)
NSAIDsは有効な最低量で用いるべきで,長期服用はできれば避けるべきである。消化管障害リスクの高い患者にはCOX-2選択的阻害薬やNSAIDsにPPI併用や胃粘膜保護薬ミソプロストールの投与を考慮する。非選択的NSAIDsもCOX-2選択的阻害薬も心血管系リスクのある患者には注意が必要である。	Ia	93% (88〜99)
NSAIDs外用薬は経口抗炎症鎮痛薬との併用あるいは代替薬として有効である。	Ia	85% (75〜95)
ステロイド関節内注射は経口抗炎症鎮痛薬が無効の中等度から重度の疼痛や関節水症や局所炎症所見のある患者に限り,考慮すべきである。	Ia	78% (61〜85)
HA関節内注射は有用であるが,ステロイドに比べ効果の発現が遅いものの,長期にわたり症状の緩解に有効である。	Ia	64% (43〜85)
弱オピオイドや麻薬性鎮痛薬は他の薬物が無効,あるいは禁忌の場合には考慮されてもよい。より強力なオピオイドは激痛のある場合に限り例外的に用いるべきである。そのような患者には非薬物療法や手術療法を考慮すべきである。	Ia(弱オピオイド) Ib(強オピオイド) Ⅳ(その他)	82% (74〜90)

エビデンスレベル Ia:ランダム化比較試験(RCT)のメタ分析, Ib:RCT, Ⅳ:専門家の意見
推奨の強さ:ガイドライン作成委員会の勧告文書の支持率

表3 疼痛,機能,こわばりに対するeffect size

	疼痛(平均)		最高値			NNT
	2006	2009	疼痛	機能	こわばり	
アセトアミノフェン	0.21	0.14	0.14	0.09	0.16	3
NSAIDs	0.32	0.29	0.29			
COX-2選択的阻害薬			0.44			
NSAIDs外用薬	0.41	0.44	0.44	0.36	0.49	3

NNT:number needed to treat

(文献7)より一部改変)

Iaと高く評価されていた(表2)。2006年以降の研究を加え,2009年にOARSIが発表した改訂ガイドライン[7]では,NSAIDsの疼痛に対するeffect size(ES:効果の大きさを示す指標)は0.29,COX-2選択的阻害薬では0.44であってアセトアミノフェン(ES=0.14)の2〜3倍の疼痛緩和効果があることが示されている(表3)。

また,2008年の米国整形外科学会(AAOS:American Academy of Orthopaedic Surgeons)のガイドライン[8]では,症候性膝OAでは禁忌でなければNSAIDsの使用を推奨すると記載している(表4)。これは2013年に発表された

表4 AAOSガイドライン（2008）での薬物療法に関する勧告

勧告内容	エビデンスレベル	推奨度
症候性の膝OA患者に対して、禁忌でなければ以下の鎮痛薬のうち、いずれかを投与することを推奨する。 ・アセトアミノフェン≦4g/日 ・NSAIDs	Ⅱ	B
消化管障害リスクのある患者（60歳以上、併発内科疾患、消化性潰瘍・出血の既往、現在副腎皮質ステロイドおよび/あるいは抗凝固薬の併用）では、以下の鎮痛薬のうち、いずれかを投与することを推奨する。 ・アセトアミノフェン≦4g/日 ・NSAIDs外用薬 ・NSAIDs＋胃粘膜保護薬 ・COX-2選択的阻害薬	Ⅱ	B
ステロイドの関節内注射は短期的には症候性の膝OA患者の疼痛を緩和させる。	Ⅱ	B
軽度および中等度の疼痛のある症候性の膝OA患者に対するHA関節内注射の推奨には賛否両論がある。	ⅠあるいはⅡ	未確定

エビデンスレベルⅠ：統計上有意差のある質の高いRCTか、信頼区間が狭く有意差のないRCT、結論が一定したレベルⅠの系統的レビュー、Ⅱ：RCTであるがやや質が落ちる研究（80％未満の経過観察率、盲検でない、ランダム化が不十分）、前向き比較試験、レベルⅡあるいは結論が一定でないレベルⅠの系統的レビューに基づく研究、推奨度B：比較的良好な根拠（エビデンスレベルⅡあるいはⅢ）に基づき推奨あるいは反対するもの、未確定：根拠が不十分あるいは賛否両論あって推奨あるいは反対ができないもの。

（文献8）より改変）

第2版ガイドライン[9]においても同様で、症候性膝OAに対するNSAIDsは内服でも外用でも強く推奨するとしている。

b 有害事象

アスピリン喘息またはその既往のある患者に対してNSAIDsを投与することは禁忌である。また、重篤な消化管障害についてOARSIでは非選択的NSAIDs単独では消化管穿孔、潰瘍、出血の相対リスクは約3〜5倍であって、アセトアミノフェンの約2倍としている[7]（**表5-a**）。また、胃腸障害による入院治療の危険性をアセトアミノフェンよりも高め、COX-2選択的阻害薬やPPI併用時の2倍の危険性があると報告している。しかし、H_2ブロッカーやPPIの併用でそのリスクを半分以下に低減できることが示されている[7]（**表5-b**）。

一方、AAOSの2008年ガイドラインでは60歳以上で内科的疾患の併発や消化性潰瘍や出血の既往、ステロイドや抗凝固薬の服用があればアセトアミノフェン内服やNSAIDs外用薬、非選択的NSAIDsと胃粘膜保護薬、COX-2選択的阻害薬の内服を勧めている[8]（**表4**）。

また、NSAIDs内服薬の処方は腎機能の低下した高齢者や慢性腎臓病（CKD）患者に対しては十分注意が必要である。「CKD診療ガイド2012」によれば、CKDとは腎臓の障害（蛋白尿など）、もしくはGFR（糸球体濾過量）60mL/分/1.73m^2未満の腎機能低下が3カ月以上持続するものとされている[10]。NSAIDsはPGの

表5-a 有害事象に対するリスク（Ⅰ）

	有害事象	相対リスク／オッズ比	研究
アセトアミノフェン	消化管不快／穿孔／出血	0.80/3.60/1.2	RCTs/CC/CCs
	腎障害	1.2/0.83	CS/CC
NSAIDs	消化管穿孔，潰瘍，出血	2.70〜5.36	RCTs, CS, CC
	心筋梗塞	1.09	CS
NSAIDs外用薬	消化管出血，穿孔	0.81〜1.45	RCTs/CC
H_2ブロッカー + NSAIDs vs. NSAIDs	重篤消化管障害	0.33	RCTs
	症候性潰瘍	1.46	RCTs
	重篤心血管・腎障害	0.53	RCTs
PPI + NSAIDs vs. NSAIDs	重篤消化管障害	0.46	RCTs
	症候性潰瘍	0.09	RCTs
	重篤心血管・腎障害	0.78	RCTs

H_2ブロッカー：histamine type 2 receptor antagonists, PPI：proton pump inhibitor, CS：cohort study, CC：case-control study

（文献7）より一部改変）

表5-b 有害事象に対するリスク（Ⅱ）

	有害事象	相対リスク／オッズ比	研究
ミソプロストール + NSAIDs vs. NSAIDs	重篤消化管障害	0.57	RCT
	症候性潰瘍	0.36	RCTs
	重篤心血管・腎障害	1.78	RCTs
	下痢	1.81	RCTs
コキシブ vs. NSAIDs	重篤消化管障害	0.55	RCT
	症候性潰瘍	0.49	RCT
	重篤心血管・腎障害	1.19	RCT
セレコキシブ	心筋梗塞	2.26	RCTs
	心筋梗塞	0.97	CSs/CCs

（文献7）より一部改変）

低下による腎血流の低下から腎虚血をまねき，進行すれば腎前性急性腎不全に，重症となると急性尿細管壊死をきたす恐れがある．また，薬物アレルギーとして急性間質性腎炎をきたすこともあり，稀ではあるがネフローゼ症候群を呈することもあるという[10]．したがって，CKD患者に対してはNSAIDsはできるだけ内服させないことが推奨されている[10]．腎機能障害の疑いのある患者に対してNSAIDsを処方する際には腎機能をモニタリングし，NSAIDsによる腎障害を認

めれば直ちに薬物を中止し，腎機能の推移を慎重にフォローアップして，必要に応じて腎臓専門医に相談することが望ましい[10]。

さらに，心血管イベントリスクに関してはCOX-2選択的阻害薬に特異的なものではないことから，アスピリンを除くNSAIDsに共通してみられる潜在リスクとして注意喚起がなされている[5]。

また，軟骨代謝に対するNSAIDsの作用が *in vitro* および *in vivo* 研究で報告されている。培養軟骨細胞を用いた添加実験では，NSAIDsの種類によって軟骨細胞の基質産生を促進させるものや抑制させるものがあるという[11]。*in vivo* 研究では，インドメタシンを4年間服用したランダム化比較試験ではプラセボよりもX線学的に悪化することが報告されている[12]。また，軟骨のMRI評価を行った研究では，非選択的NSAIDsを3年間服用するとNSAIDs非使用群に比べ約3倍の軟骨消失の危険性があったという[13]。一方，COX-2選択的阻害薬の服用では非使用群との間に軟骨消失の危険性には差がなかったという。

したがって，NSAIDsを処方する際にはNSAIDsが膝OA患者にもたらす消炎鎮痛効果と，消化管障害や腎機能障害などの有害事象とのバランスを十分考慮して選択するべきである。

4 ── 外用薬の薬物動態

NSAIDs外用薬の経皮吸収の経路には次の3つがある。
①角質層からの浸潤・透過
②毛囊，汗腺，皮脂腺からの浸潤・拡散
③細胞間隙への透過・拡散

このうち，①角質層からの浸潤・透過経路が主で，貼付されたNSAIDsはまず角質層に貯留され，その後体内に浸透するものと想定されている。薬物の組織内移行濃度は皮膚，皮下脂肪組織，筋，滑膜と深部になるにつれ低くなり，これらは血中濃度よりも高いとされる。そのため，内服薬で生じる有害事象を低減できると考えられる。

5 ── 外用薬の有効性

NSAIDs外用薬は鎮痛緩和やこわばり，機能改善にプラセボよりも有意に効果があることが示されている[7,14]。OARSIの改訂ガイドラインではNSAIDs外用薬の疼痛，機能，こわばりに対するESはそれぞれ0.44，0.36，0.49であり，アセトアミノフェンの約3～6倍の有効性があることが示されている[7]（**表2, 3**）。また，その効果はNSAIDs内服薬と同等であって，より安全であるとされる[7]。ただし2年目では内服薬がコスト高であったものの，外用薬より臨床効果が優

表6 疼痛，機能，こわばりに対する effect size

	疼痛（平均）		最高値			NNT
	2006	2009	疼痛	機能	こわばり	
アセトアミノフェン	0.21	0.14	0.14	0.09	0.16	3
NSAIDs	0.32	0.29	0.29			
HA	0.32	0.60	0.60	0.61	0.54	7
コルチコステロイド	0.72	0.58	0.58	0.20	0.25	5

（文献7）より一部改変）

効であり[23]，疼痛と関節機能の総合指数であるLequesne indexを有意に改善することが報告されている[23,24]。一般に関節破壊の少ない例に有効であるが，進行例でも有効で人工関節を回避できている例もある。3年以上の観察では，いずれの病期においてもNSAIDs服用やステロイド関節内注射と比べて疼痛やX線学的な悪化をより抑制したという[25]。

HAの臨床上の有効性をメタ解析したOARSI 2008年の報告[2]では疼痛に対するHAのESは0.32とNSAIDsと同等であり，効果発現に時間が必要であるが，長期にわたり症状緩和に有効とされている（表2）。また，2009年のCochrane reviewでは，注射後5〜13週で疼痛寛解が28〜54％，機能改善が9〜32％に得られ，長期投与における有効性はNSAIDsやステロイド関節内注射より高く，有害事象は少ないという[26]。2010年のOARSIの改訂版では，HAの疼痛に対するESは0.60と上昇し，機能やこわばりの改善にも有意に効果的であることが示されている（表6）。これは，アセトアミノフェンやNSAIDs，ステロイド注射に優るものであった[7]。一方，AAOSのガイドラインでは2008年では未確定とされていた[8]が，2013年の第2版ではメタ解析によって疼痛や機能，こわばりなどの改善は統計学的には認められるものの，minimal clinically important improvement（MCII）（ガイドライン策定委員会が策定した臨床上改善したと見なされる変化の最小値）には至っていなかったと報告している[9]。

なお，HAの分子量の違いによる効果の違いについては，今なお，メタ解析やランダム化比較試験においても明確な結論は出ていない。ただし，有害事象として高分子量HAでは局所発赤，疼痛，腫脹のリスクが高いことが報告されている[7]（表7）。

2 ステロイド関節内注射

a 作用機序

ステロイドは細胞膜を通過して細胞質内で受容体と結合し，アラキドン酸カスケードにおいてホスホリパーゼA_2を抑制することによってCOX-2の誘導を

表7 有害事象に対するリスク

	有害事象	相対リスク／オッズ比	研究
HA関節内注射	局所有害事象	1.49	Meta-RCTs
高分子量HA (hylan) 関節内注射	局所発赤，疼痛，腫脹	2.04	Meta-RCTs

(文献7)をより一部改変)

抑制しPG類の生合成を低下させ，強力な抗炎症・鎮痛作用に働くと考えられている(**図2**)。

b 有効性と課題

2008年のAAOSのガイドラインではステロイドの関節内注射は短期間(1～2週)であれば疼痛緩和に有効であるものの，長期にわたる有効性についてはほとんど根拠がないとしている[8]（**表4**）。改訂されたOARSIガイドラインでも同じ見解であり，関節機能改善はもたらさないとしている[7]。一方，2013年の改訂AAOSガイドラインでMCIIを用いたメタ解析では結論は確定できないとしている[9]。

確かに炎症性変化の著しい場合にはステロイド関節内注射は強力な抗炎症効果を期待できるものの，長期投与されればステロイド関節症をきたしたり，糖尿病患者や高齢者など易感染性の患者では化膿性関節炎を生じたりする危険性が高い。その適応は炎症症状がはっきり認められる場合の膝OAとされ，原則として投与間隔を2週間以上とすることが添付文書には明記されており，使用は慎重であるべきと考える。

文献

1) Conaghan PG, et al：Care and management of osteoarthritis in adults：summary of NICE guidance. BMJ. 2008；336(7642)：502-3.
2) Zhang W, et al：OARSI recommendations for the management of hip and knee osteoarthritis, PartⅡ：OARSI evidence-based, expert consensus guidelines. Osteoarthritis Cartilage. 2008；16(2)：137-62.
3) DeWitt DL, et al：PGH synthase isoenzyme selectivity：the potential for safer nonsteroidal antiinflammatory drugs. Am J Med. 1993；95(2A)：40S-44S.
4) Mamdani M, et al：Observational study of upper gastrointestinal haemorrhage in elderly patients given selective cyclo-oxygenase-2 inhibitors or conventional non-steroidal anti-inflammatory drugs. BMJ. 2002；325(7365)：624.
5) U.S. Food and Drug Administration：Medication Guide for Non-Steroidal Anti-Inflammatory Drugs(NSAIDs) [http://www.fda.gov/downloads/Drugs/DrugSafety/ucm088596.pdf.]

6) Li X, et al: Expression and regulation of microsomal prostaglandin E synthase-1 in human osteoarthritic cartilage and chondrocytes. J Rheumatol. 2005; 32(5): 887-95.
7) Zhang W, et al: OARSI recommendations for the management of hip and knee osteoarthritis: part III: Changes in evidence following systematic cumulative update of research published through January 2009. Osteoarthritis Cartilage. 2010; 18(4): 476-99.
8) American Academy of Orthopaedic Surgeons: Treatment of osteoarthritis of the knee (non-arthroplasy) full guideline, 2008. [http://www.aaos.org/Research/guidelines/OAKguideline.pdf]
9) American Academy of Orthopaedic Surgeons: Treatment of osteoarthritis of the knee: evidence-based guideline 2nd edition, 2013. [http://www.aaos.org/research/guidelines/TreatmentofOsteoarthritisoftheKneeGuideline.pdf]
10) 日本腎臓学会, 編: CKD診療ガイド 2012. [http://www.jsn.or.jp/guideline/pdf/CKDguide2012.pdf]
11) Ding C: Do NSAIDs affect the progression of osteoarthritis? Inflammation. 2002; 26(3): 139-42.
12) Huskisson EC, et al: Effects of antiinflammatory drugs on the progression of osteoarthritis of the knee. LINK Study Group. Longitudinal Investigation of Nonsteroidal Antiinflammatory Drugs in Knee Osteoarthritis. J Rheumatol. 1995; 22(10): 1941-6.
13) Ding C, et al: Do NSAIDs affect longitudinal changes in knee cartilage volume and knee cartilage defects in older adults? Am J Med. 2009; 122(9): 836-42.
14) Doi T, et al: Effect of nonsteroidal anti-inflammatory drug plasters for knee osteoarthritis in Japanese: a randomized controlled trial. Mod Rheumatol. 2010; 20(1): 24-33.
15) Meyer K, et al: The polysaccharide of the vitreous humor. J Biol Chem. 1934; 107: 629-34.
16) Benke M, et al: Viscosupplementation treatment of arthritis pain. Curr Pain Headache Rep. 2009; 13(6): 440-6.
17) Fraser JR, et al: The kinetics of hyaluronan in normal and acutely inflamed synovial joints: observations with experimental arthritis in sheep. Semin Arthritis Rheum. 1993; 22(6): 9-17.
18) Iannitti T, et al: Intra-articular injections for the treatment of osteoarthritis: focus on the clinical use of hyaluronic acid. Drugs R D. 2011; 11(1): 13-27.
19) Ghosh P, et al: Potential mechanism of action of intra-articular hyaluronan therapy in osteoarthritis: are the effects molecular weight dependent? Semin Arthritis Rheum. 2002; 32(1): 10-37.
20) Yatabe T, et al: Hyaluronan inhibits expression of ADAMTS4 (aggrecanase-1) in human osteoarthritic chondrocytes. Ann Rheum Dis. 2009; 68(6): 1051-8.
21) Mihara M, et al: Different effects of high molecular weight sodium hyaluronate and NSAID on the progression of the cartilage degeneration in rabbit OA model. Osteoarthritis Cartilage. 2007; 15(5): 543-9.

22) McDougall JJ : Arthritis and pain. Neurogenic origin of joint pain. Arthritis Res Ther. 2006;8(6):220.
23) Brandt KD, et al : Efficacy and safety of intraarticular sodium hyaluronate in knee osteoarthritis. ORTHOVISC Study Group. Clin Orthop Relat Res. 2001;(385):130-43.
24) Strand V, et al : An integrated analysis of five double-blind, randomized controlled trials evaluating the safety and efficacy of a hyaluronan product for intra-articular injection in osteoarthritis of the knee. Osteoarthritis Cartilage. 2006;14(9):859-66.
25) 宗圓　聰:【変形性膝関節症の保存療法】ヒアルロン酸の関節内注射．関節外科．2002;21(2):175-9.
26) Bellamy N, et al : Viscosupplementation for the treatment of osteoarthritis of the knee. Cochrane Database Syst Rev. 2006;(2):CD005321.

（内尾祐司）

第 5 章　変形性膝関節症の薬物療法

2　骨粗鬆症

Point

- 骨粗鬆症は最大骨量が低値であること，閉経および加齢に伴う骨量低下が著しいことが原因で発症し，骨脆弱化には骨量のみでなく骨質も関与する。
- 変形性膝関節症（膝OA）例では骨密度が高値を呈する例が多い。
- 脆弱性骨折が原因となって変形性関節症（OA）が進展する例がある。
- 骨粗鬆症治療薬のうち骨吸収抑制薬のOA増悪防止効果が検討されている。

I．骨粗鬆症と変形性関節症

1 — 骨粗鬆症の病態

　骨粗鬆症は，骨の量的な減少がみられるが石灰化は正常であることから，石灰化が障害されて類骨の割合が増加する骨軟化症やくる病とは区別される。

　骨粗鬆症は20歳代までに獲得する最大骨量が少ないことと，成人後の骨形成と骨吸収のインバランスによって骨量が減少することによって発症する。最大骨量とは文字通り生涯のうちで最大となる骨量で，その獲得には遺伝的要因，成長期の栄養・運動，内分泌ホルモンなどが関与する（図1）。

　成長後には様々な原因から骨形成と骨吸収がインバランスを生じ骨量が減少する。骨は生涯にわたって骨リモデリングと呼ばれる新陳代謝を繰り返してい

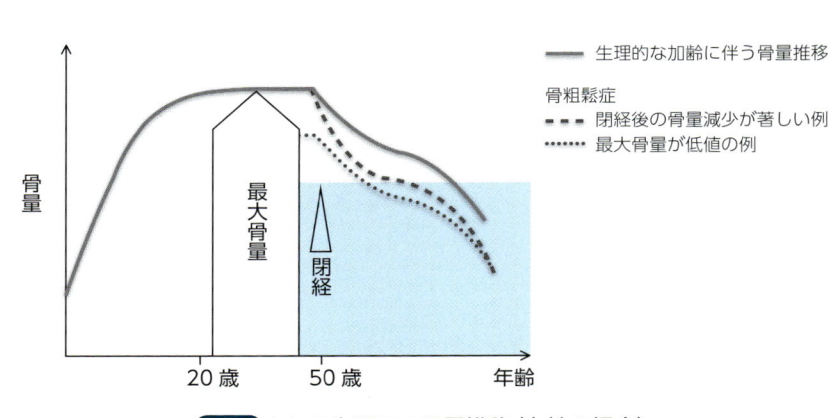

図1　ヒトの生涯での骨量推移（女性の場合）

る。成人後には閉経，加齢，運動不足が原因となり，骨吸収の亢進に骨形成が追いつくことができなくなり骨量が減少する。

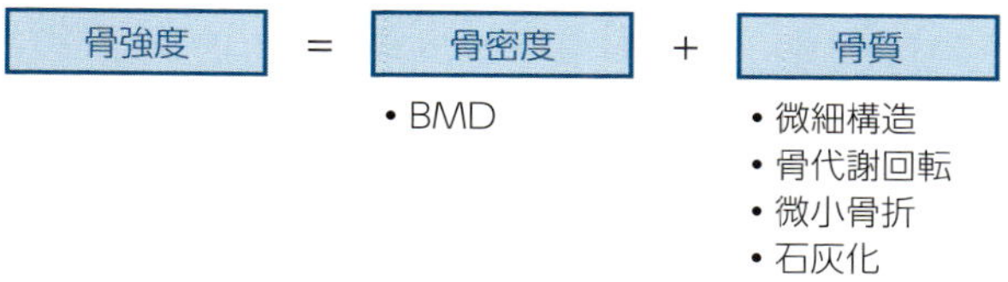

骨折のリスクが骨量（骨密度）だけでは説明できないことが近年明らかとなり，骨の強度には骨量のみではなく，骨質が関与することが強調されるようになった[1,2]（図2）。2000年のNIHコンセンサス会議で，骨粗鬆症の定義として「骨強度の低下を特徴とし，骨折のリスクが増大しやすくなる骨格疾患：a skeletal disorder characterized by compromised bone strength predisposing to an increased risk of fracture」が提案された。「骨強度」は骨密度によって70%が説明され，骨密度では説明ができない残りの30%が骨質が関与する強度となる。骨は工学材料のように均一な素材ではないため，「骨質」は構造と材質とにわけて考えられている。構造特性では皮質骨における大きさや形状の劣化，海綿骨では骨梁構造の断裂が骨強度を劣化させる。骨強度の低下をもたらす材質特性の劣化のひとつに，Ⅰ型コラーゲンにおける酸化架橋（ペントシジン架橋）の増加が知られている。

図2 骨強度と骨密度・骨質

骨強度 ＝ 骨密度 ＋ 骨質
・BMD
・微細構造
・骨代謝回転
・微小骨折
・石灰化

（文献1, 2）より引用）

2 ― 骨粗鬆症と変形性関節症の関連性

骨粗鬆症は骨密度の低下と骨質の劣化によって骨の強度が低下して発症するのに対して，OAは軟骨の量の減少と質の劣化によって引き起こされる。両疾患は病態の主座が骨と軟骨で異なるが，加齢に伴って発生率が高まる点では共通している。骨粗鬆症とOAの関連性は以前から論議されているが，いまだに両者の関連性は明確ではない。これは，両疾患ともに多因子が関与して発症するため，臨床疫学的な検討に際して様々な交絡因子が介在することによる。

OA例では非OA例に比較して骨密度が高値であるとの報告が多い。しかしながら，著しい骨脆弱化の進行例でもOAが発生することが知られるようになっている。

筆者らが検討した末期OA150例（4～74歳，平均62.4歳）（股OA 125例，膝OA 25例）の骨密度（Z-score）は，腰椎，橈骨，踵骨ではそれぞれ平均0.09，0.54，0.18で，いずれの測定部位においても対照に比較して高値であり，また，60～64歳の症例を対象とすると，腰椎，橈骨の骨密度は有意に高値であった[3]（図3）。同様に過去の多くの報告で，荷重骨である腰椎や大腿骨頸部骨密度がOA例で高値となるとの報告が多い。Hartら[4]は830名の女性を対象とした2年間の前向き調査から，骨密度が高値の例では膝OAの進行を認めたと報告して

いる。さらにHochbergら[5]は289例の20歳以上の男女を平均10年間にわたって観察し，腰椎骨密度が高値であることが膝OAの進行のリスクを高めることを明らかとしたが，大腿骨近位部骨密度とは関連がなかった。Zhangら[6]は473名の女性例を前向き研究（Framingham study）で8年間にわたって観察し，骨密度が低い症例に比べて，高骨密度の症例では膝OA発症率が2.3倍であったと述べている。

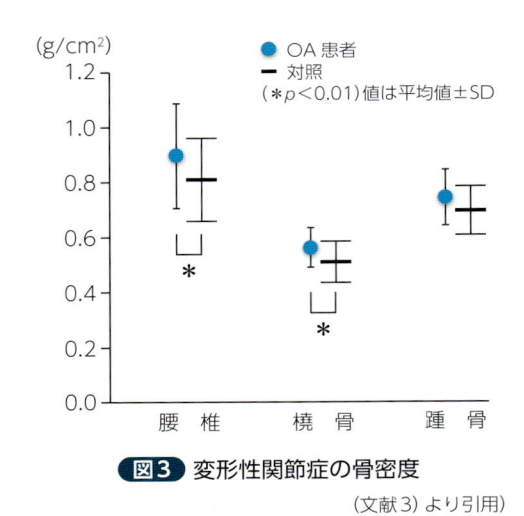

図3 変形性関節症の骨密度
（文献3）より引用）

一方，真柴ら[7]は内側型膝OA女性135膝の検討結果から，大腿骨外彎角と骨吸収マーカーおよび骨形成マーカーの値とが相関することを報告し，大腿骨外彎例が骨リモデリング亢進によって惹起された可能性を指摘している。

3 ― 脆弱性骨折と変形性関節症

骨粗鬆症例では大腿骨頸部や恥骨に脆弱性骨折（insufficiency fracture）が併発することが広く知られているが，大腿骨頭にも生じることが報告されている。このような骨折は軟骨下脆弱性骨折と呼ばれる[8,9]。この軟骨下脆弱性骨折は放置すれば二次性OAや急速破壊性股関節症（RDC：rapidly destructive coxarthrosis）を生じると考えられるため，骨脆弱化もまたOA発症の危険因子となりうる。同様の病態は膝関節にも認められることが近年報告されている。大腿骨内顆部無腐性骨壊死と考えられていた症例で軟骨下脆弱性骨折が原因となっている点が指摘されている[10]。

図4は79歳女性の脛骨内側顆に生じた脆弱性骨折である。本例は骨粗鬆症を背景にして何ら外傷なく生じたものである。骨脆弱化が進行した例ではこのような骨折が容易に生じ，放置すればOAへ進展すると考えられる。

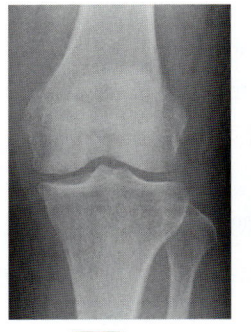

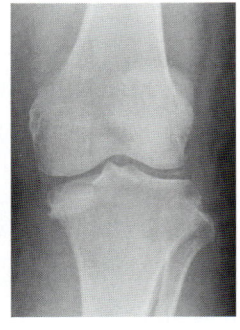

図4 脛骨内側顆に生じた脆弱性骨折

II. 骨粗鬆症の治療薬

骨粗鬆症の治療に用いられる薬剤はその作用機序から，破骨細胞の骨吸収を抑制する骨吸収抑制が主の薬剤と，骨芽細胞の骨形成を促進する骨形成促進が主の薬剤とに分類される（表1）。骨吸収抑制薬にはビスホスホネート（アレンドロネート，リセドロネート，ミノドロネート，イバンドロネート，エチドロネート），抗RANKL抗体（デノスマブ），カルシトニン，選択的エストロゲン受容体モジュレーター（SERM：selective estrogen receptor modulator）（ラロキシフェン塩酸塩，バゼドキシフェン酢酸塩），エストロゲン製剤が挙げられる。骨形成促進薬には副甲状腺ホルモン（テリパラチド）が分類される。活性型ビタミンD_3（エルデカルシトール，アルファカルシドール，カルシトリオール）およびビタミンK_2（メナテトレノン）は骨吸収抑制作用，骨形成促進作用のいずれも認められる薬剤である。近年ではその基礎的・臨床的知見から活性型ビタミンD_3は骨吸収抑制薬へ分類される傾向にある。

表1 主な骨粗鬆症治療薬

骨吸収抑制が主の薬剤
ビスホスホネート（アレンドロネート，リセドロネート，ミノドロネート，イバンドロネート，エチドロネート）
抗RANKL抗体（デノスマブ）
選択的エストロゲン受容体モジュレーター（SERM：selective estrogen receptor modulator）（ラロキシフェン塩酸塩，バゼドキシフェン酢酸塩）
カルシトニン（エルカトニン）
エストロゲン製剤
骨形成促進が主の薬剤
副甲状腺ホルモン（テリパラチド）
骨吸収抑制と骨形成促進作用を有する薬剤
活性型ビタミンD_3（エルデカルシトール，アルファカルシドール，カルシトリオール）
ビタミンK_2（メナテトレノン）

これらの骨粗鬆症治療薬のうち，大規模ランダム化比較試験で骨折抑制効果が示されているのは，窒素含有ビスホスホネート，抗RANKL抗体，SERM，テリパラチド，エルデカルシトールである。これらの薬剤はいずれも骨折発生リスクを50％以上低減させることが明らかとなっている。

薬剤の選択は，その処方に明確なプロトコールがあるわけではないが，対象症例の骨折リスクの程度と治療薬の骨折予防効果，与薬経路（経口か，注射か），既往症・併存症の内容や重症度などに基づいて決定される。

III. 変形性膝関節症に効果のある可能性がある骨粗鬆症治療薬

前述のごとく脆弱性骨折がOA進行の一因となる可能性がある。さらに，OA例では骨代謝マーカーが高値となっていることが知られていることから，骨代謝回転が亢進して脆弱化した軟骨下骨の改善を目的に骨粗鬆症治療薬によ

る膝OAの治療が試みられてきている。

　Carboneら[11]はMRIによって膝OAを評価したところ，アレンドロネートがOA発現を抑制し，膝関節痛も少なかったと報告している。リセドロネートによる膝OAの治療効果についても，ランダム化比較試験で検討され，骨吸収マーカーと同時に軟骨代謝マーカーであるCTXⅡの減少が観察された[12]。さらにX線像におけるOA進行も抑制した[13]。またCarboneらの報告[11]ではエストロゲン服用者においてMRIでのOA変化（軟骨の摩耗，骨髄浮腫）が有意に少なかった。

　一方，骨形成促進薬に関してはテリパラチド（連日皮下注射製剤）が損傷軟骨再生に有効であるとする実験結果が報告されている（Sampsonら）[14]。しかしながら臨床試験で膝OAに対する骨形成促進薬の効果は認められていない。

　このようにビスホスホネートを中心とした骨吸収抑制薬の膝OAに対する効果が期待されている。OAと骨粗鬆症はいずれも加齢に伴って進行するため，骨粗鬆症治療によって同時にOA進行が抑制されれば運動器の健康維持に有益である。骨粗鬆症治療薬がOAを改善するかどうかに関しては，いまだ十分なエビデンスが蓄積されていないが，骨吸収抑制薬は今後様々な作用機序の薬剤が臨床応用される予定であり，その臨床データの集積が待たれる。

文献

1) NIH Consensus Development Panel on Osteoporosis Prevention, Diagnosis, and Therapy:Osteoporosis prevention, diagnosis, and therapy. JAMA. 2001;285(6):785-95.
2) 骨粗鬆症の予防と治療ガイドライン作成委員会：骨粗鬆症の予防と治療ガイドライン2011年版．ライフサイエンス出版，2011．
3) 萩野　浩：骨密度と変形性関節症．日骨形態計測会誌．2002;12(1):1-7．
4) Hart DJ, et al:The relationship of bone density and fracture to incident and progressive radiographic osteoarthritis of the knee: the Chingford Study. Arthritis Rheum. 2002;46(1):92-9.
5) Hochberg MC, et al:Bone mineral density and osteoarthritis:data from the Baltimore Longitudinal Study of Aging. Osteoarthritis Cartilage. 2004;12(A):S45-8.
6) Zhang Y, et al:Bone mineral density and risk of incident and progressive radiographic knee osteoarthritis in women: the Framingham Study. J Rheumatol. 2000;27(4):1032-7.
7) 真柴　贇，他：変形性膝関節症における大腿骨外弯と骨代謝動態との関連．膝．2007;31:5-8．
8) Hagino H, et al:Insufficiency fracture of the femoral head in patients with severe osteoporosis—report of 2 cases. Acta Orthop Scand. 1999;70(1):87-9.

9) Yamamoto T, et al: Subchondral insufficiency fracture of the femoral head: a differential diagnosis in acute onset of coxarthrosis in the elderly. Arthritis Rheum. 1999; 42(12): 2719-23.
10) Yamamoto T, et al: Spontaneous osteonecrosis of the knee: the result of subchondral insufficiency fracture. J Bone Joint Surg Am. 2000; 82(6): 858-66.
11) Carbone LD, et al: The relationship of antiresorptive drug use to structural findings and symptoms of knee osteoarthritis. Arthritis Rheum. 2004; 50(11): 3516-25.
12) Spector TD, et al: Effect of risedronate on joint structure and symptoms of knee osteoarthritis: results of the BRISK randomized, controlled trial [ISRCTN01928173]. Arthritis Res Ther. 2005; 7(3): R625-33.
13) Garnero P, et al: Relationships between biochemical markers of bone and cartilage degradation with radiological progression in patients with knee osteoarthritis receiving risedronate: the Knee Osteoarthritis Structural Arthritis randomized clinical trial. Osteoarthritis Cartilage. 2008; 16(6): 660-6.
14) Sampson ER, et al: Teriparatide as a chondroregenerative therapy for injury-induced osteoarthritis. Sci Transl Med. 2011; 3(101): 101ra93.

（萩野 浩，大槻亮二）

第6章 変形性膝関節症の装具療法

1 膝装具

Point

- 変形性膝関節症（膝OA）に対する装具療法は，臨床上，初期から末期に至るまで広く実施されており，保存的治療では，理学療法（運動療法，物理療法などを含む），薬物療法とともに重要な治療法である。
- わが国の膝OA症例の多くが膝関節の内反変形を呈し，内側関節面への圧縮ストレスが増大することで，疼痛や関節運動制限，活動制限が生じ，ADLやQOLの低下につながる。
- 膝装具の役割として，①変形の矯正と予防，②関節の運動制限と固定，③関節運動の補助，④免荷が挙げられる[1]。
- 膝装具には主に軟性装具と硬性装具があり，それぞれに異なる機能と効果を持つ。

Ⅰ．膝装具の種類

1─軟性装具（図1）

　局所的な保温作用と，着用による安心感という心理的作用が主な目的で使用される。安価でかつ簡易的に装着が可能なため臨床上処方されることが多い。一方，関節固有感覚の向上や姿勢制御機能の改善[2,3]などの報告があるが，その効果のエビデンスは乏しいとの報告が多い。

2─硬性装具・機能的膝外反装具（図2）

　外反装具には膝関節を安定化させる作用があり，歩行立脚期における不安定性が制動され，関節の安定性と除痛効果を得ることができる。また筋電図による下肢の筋活動の評価では，膝関節周囲の筋活動が変化することで疼痛が軽減しているという報告もある[4]。臨床的には中〜

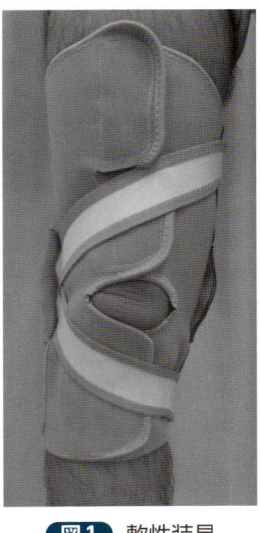

図1 軟性装具 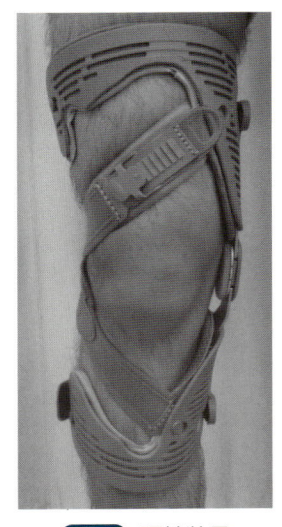　　**図2** 硬性装具

長期的な治療結果が報告されており，その効果の持続性が報告されている[5]。しかし，その機能的なメリットの反面，軟性装具と比較すると高価で，またその重量感，着用感から患者のコンプライアンスが低く，汎用性に欠けるとも言える。

II．膝装具の効果

筆者らは，膝外反装具〔対象症例9例，平均年齢70.6歳，Kellgren-Lawrence（K-L）分類grade 2：3例，grade 3：6例〕と軟性装具（支柱付き装具）〔対象症例6例，平均年齢65.3歳，K-L分類grade 3：4例，grade 4：2例〕の効果について，疼痛，歩行能力，内反モーメント，lateral thrustの4項目を三次元動作解析装置（VICON）と床反力計を用いて検討してきた。

その結果，両装具とも，装着によって関節可動域に歩行の範囲では制限はなかった。軟性装具は疼痛（図3），lateral thrust（図4）が有意に減少，内反モーメントは軽度減少していたが，外反装具では疼痛，lateral thrust，内反モーメントのいずれも有意に減少していた。しかし，疼痛軽減効果は，外反装具のほうが効果的であり，外反装具では内反モーメントおよびlateral thrustの両方を減少させることによって，軟性装具ではlateral thrustのみの減少によってそれぞれの疼痛の減少が得られていたものと推察する。

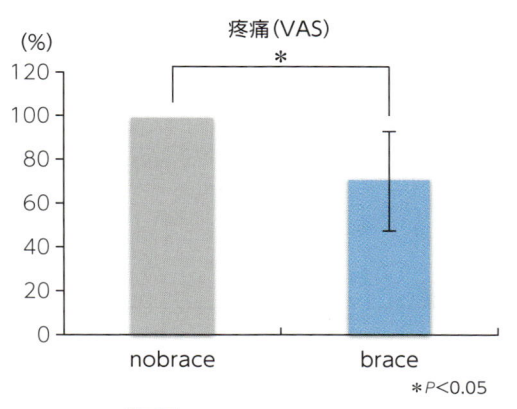

図3 軟性装具の効果-1
装具装着の有無によるVASの軽減効果

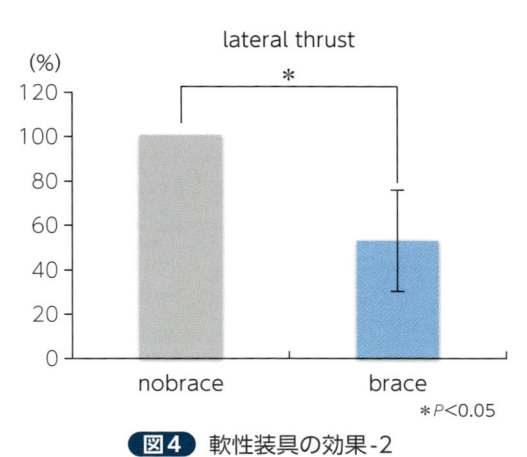

図4 軟性装具の効果-2
装具装着の有無によるlateral thrustの軽減効果

III．膝装具療法の問題点

膝装具の重さ，装着の煩雑さというコンプライアンスの問題があり，また長期の使用で皮膚刺激，機械的な問題，装具の不適合などが生じることもある[6]。患者に長く使用してもらうためには，使用方法の適切な指導と身体的な変化に

対応するため，適宜調整が必要である．一方で，膝外反装具の長期の使用により，内側広筋の著明な萎縮，姿勢制御の反応劣化，関節固有感覚における誤認角度の増大が認められたとの報告[7]や，反対側の股関節への影響もあることが判明している[8]．

IV．膝装具療法の位置付け

膝装具療法は保存療法のひとつとして身体活動向上の手助けとなるツールではあるが，それのみでは，必ずしも膝OAの治療としては成り立たないと考える．装具の機能を最大限に発揮させるためには，義肢装具士や理学療法士と検討しながら，装具の種類の検討，装着による姿勢や歩行をはじめとした動作への影響を観察し，適切な指導を行うことが必要である．

文献

1) 元田英一：【骨関節疾患と膝装具】膝装具に必要な力学的特性．日義肢装具会誌．2008；24(1)：9-15．
2) McNair PJ, et al：Knee bracing：effects of proprioception．Arch Phys Med Rehabil. 1996；77(3)：287-9．
3) Chuang SH, et al：Effect of knee sleeve on static and dynamic balance in patients with knee osteoarthritis. Kaohsiung J Med Sci. 2007；23(8)：405-11．
4) Ramsey DK, et al：A mechanical theory for the effectiveness of bracing for medial compartment osteoarthritis of the knee. J Bone Joint Surg Am. 2007；89(11)：2398-407．
5) Beaudreuil J, et al：Clinical practice guidelines for rest orthosis, knee sleeves, and unloading knee braces in knee osteoarthritis. Joint Bone Spine. 2009；76(6)：629-36．
6) Giori NJ：Load-shifting brace treatment for osteoarthritis of the knee：a minimum 2 1/2-year follow-up study. J Rehabil Res Dev. 2004；41(2)：187-94．
7) 三輪 恵, 他：膝装具装着が下肢機能に及ぼす影響．日義肢装具会誌．1992；7：117-8．
8) Toriyama M, et al：Effects of unloading bracing on knee and hip joints for patients with medial compartment knee osteoarthritis. Clin Biomech. 2011；26(5)：497-503．

〈出家正隆〉

第6章 変形性膝関節症の装具療法

2 足底板

Point 足底板療法では

- 足底板はわが国で開発された装具であり，その後の臨床的な研究により，その治療効果のメカニズムが解明されてきた[1,2]。
- その種類は，足底に装着するタイプや，靴に挿入するタイプの足底板，さらに近年では，距骨下関節を固定するタイプの足底板も開発され，広く臨床で用いられている。
- 足底板療法は，変形性膝関節症（膝OA）の特徴である下肢アライメントの内反変形のために膝関節内側部にかかる負荷を，足底に楔状装具を装着することによって軽減させようとするものである。
- 歩行時などの下肢・膝関節に荷重がかかった状態では，膝関節内側部への負荷を軽減させる役割が必要である。

I. 足底板の種類

1 — 足底挿入型足底板（図1）

広く一般に使用されているタイプで，そのメカニズムはYasudaら[2]が報告したように踵骨の外反により下肢機能軸を変化させ，膝関節内側への負荷軽減を図るというものである。

外側傾斜角度（高さ）による効果の検討も多くなされており，角度の大きいものほど内側への負荷軽減が図れるが，歩行に支障をきたしたり，履き心地の不快感を生じたりするなどの問題がある[3]。

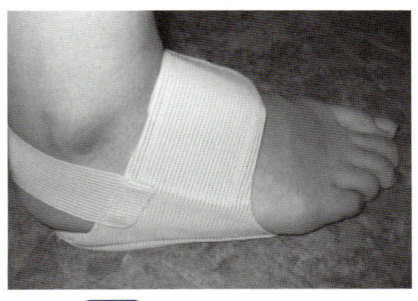

図1 足底挿入型足底板

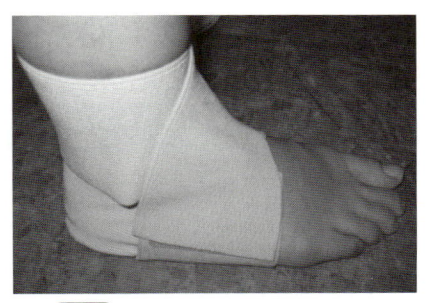

2 — 距骨下関節固定型足底板（図2）

距骨下関節固定型は，上記の足底挿入型足底板に合わせて足関節周囲にバンドを巻くもので，距骨下関節を固定することにより，足底板の外反効果を膝関節により効果的にもたらすという臨床的・生体力学的な有効性が示されている[4,5]。しかし，足関節にバンドを

図2 距骨下関節固定型足底板

装着することによる着用感と重量感から，患者のコンプライアンスにやや問題がある．

II．足底板の効果

　筆者らは，平均年齢70.5歳，Kellgren-Lawrence分類grade 2または3の9膝を対象にし，足底挿入型足底板と距骨下関節固定型の効果について，疼痛，歩行能力，関節角度，内反モーメントの4項目を三次元動作解析装置（VICON）と床反力計を用いて検討した．

　その結果，歩行時の疼痛は，いずれの足底板の装着でも有意に減少した（図3）．歩行能力では，ケイデンス，歩行速度，スライド長は改善し，距骨下関節固定型では足底板なしと比較して有意に改善していた．内反モーメントは，歩行期前半において足底板の装着により減少し（図4），立脚期中期では，距骨下関節固定型では足底板なしと比較して有意に減少した．関節角度は，膝関節・足関節ともに変化はなかった．

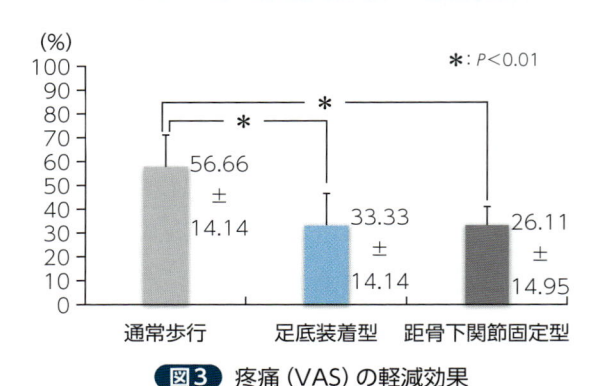

　さらに距骨下関節固定型足底板装着による1年の臨床効果の結果では，歩行時疼痛の軽減などの臨床的効果は得られていたが，内反モーメント，下肢アライメントの改善効果はなかった．装具装着時の効果が3カ月までは持続しているものの，6カ月，12カ月では効果が得られていないことが判明した．

図3 疼痛（VAS）の軽減効果

図4 内反モーメントの変化

III．足底板治療の問題点

　足底板は装着が容易であるため臨床的には多く使用されているが，その適応は軽～中等度までに効果があり，高度な変形症では効果がない．また，一度装着するとそのままのことが多く，バンドの緩み，靴の中での足底板のずれなどで，時間の経過とともに十分な効果が得られないことがある．

IV. 足底板の位置付け

　足底板は簡便装具であり，膝OAの保存療法の中で重要な位置を占めると考えられる。その機能を最大限に発揮させるためには，処方する医師のみならず，義肢装具士や理学療法士と検討しながら，装具の種類の検討，装着後も装具の状態などを確認し，適切な指導を行うことが必要である。

文 献

1) 戸祭喜八，他：変形性膝関節症の楔状足底板に依る治療．中部整災誌．1975；18：398-400．
2) Yasuda K, et al：The mechanics of treatment of the osteoarthritic knee with a wedged insole. Clin Orthop Relat Res. 1987；(215)：162-72.
3) Kerrigan DC, et al：Effectiveness of a lateral-wedge insole on knee varus torque in patients with knee osteoarthritis. Arch Phys Med Rehabil. 2002；83(7)：889-93.
4) Toda Y, et al：Effect of a novel insole on the subtalar joint of patients with medial compartment osteoarthritis of the knee. J Rheumatol. 2001；28(12)：2705-10.
5) Toda Y, et al：The effects of different elevations of laterally wedged insoles with subtalar strapping on medial compartment osteoarthritis of the knee. Arch Phys Med Rehabil. 2004；85(4)：673-7.

　　　　　　　　　　　　　　　　　　　　　　　　　　　　（出家正隆）

第6章　変形性膝関節症の装具療法

3 歩行補助具

Point

- 歩行補助具には，杖と歩行器がある。
- 変形性膝関節症（膝OA）による膝関節痛が強いために歩行困難がある場合に，歩行補助具を用いることでわずかでも歩行が可能，もしくは安定になるのであれば，一時的でも積極的にそれを使用すべきである。

I．種類と目的

　歩行補助具には，杖（図1）と歩行器（図2）がある[1]。これらを使うことで，変形性関節症となった荷重関節である膝関節への負荷や歩行時の疼痛を軽減し安定性を改善させる[2]。片側性もしくは両側性でも中程度までの場合には杖を，両側性でかつ重症化した膝OAでは車輪付きの歩行器が推奨される[3]。しかし，残念なことに，一般的には膝OA患者は歩行補助具をあまり使いたがらない。その理由は，歩行補助具は，高齢者や何らかの障害がある場合に用いるものであるという認識による。また，歩行補助具は，買い物や荷物がある際などでは実用的ではなく，かさばって扱いにくいものとなることも事実である。

　近年，人間工学による改良も

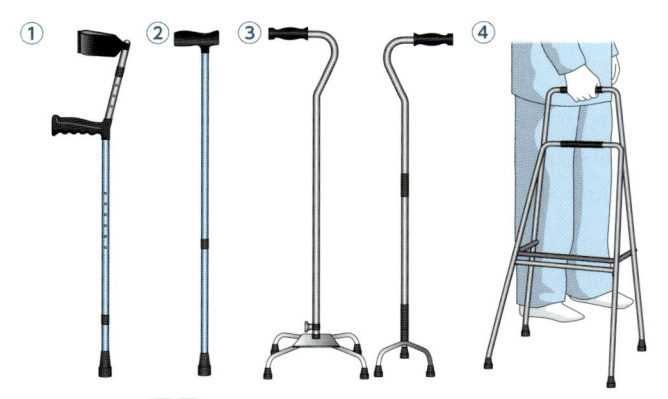

図1　変形性膝関節症の際に用いる杖
①：Lofstrand杖，②：T字杖，③：多点杖，④：ウォークケイン
（「飛松好子：義肢装具療法，運動器リハビリテーションクルズス（岩谷　力，他編），p225，2008」より許諾を得て抜粋し転載）

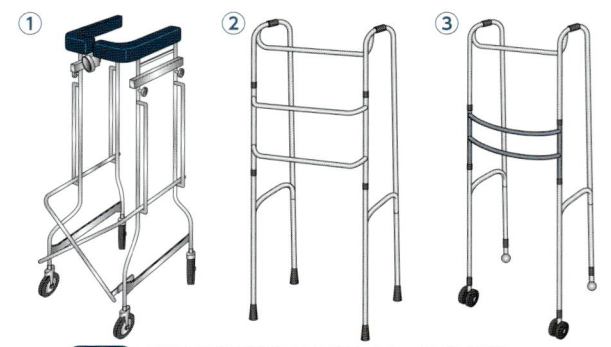

図2　変形性膝関節症の際に用いる歩行器
①：四輪型歩行器，②：四脚型歩行器，③：前輪型歩行器
（「飛松好子：義肢装具療法，運動器リハビリテーションクルズス（岩谷　力，他編），p225，2008」より許諾を得て抜粋し転載）

加わり，歩行補助具のデザインも改良されてきている．具体的には，従来より軽量で取っ手の部分をつかみやすい形状にすることで，手関節や指の関節が保護されるなどの工夫がされている．

II．有効性と使用法

歩行補助具を患側あるいは反対側のどちらに用いるかという点については，反対側に持つのがよいとされてきた．反対側に持つことにより，患側への力学的負荷を軽減し，効率的な歩行を可能にすると考えられてきたためである[4]．歩行解析の結果から，変形性股関節症患者の場合，反対側に歩行補助具を使用することで股関節へのモーメントは減少され，患側ではかえって増加している（**図3-①**）[5]．これは，反対側に使用することでレバーアームが長くなり，患側の股関節への過剰な荷重負荷を減少させることが可能となるためと考えられる．膝OA患者に使用する場合も，外転・内転方向へのモーメントは患側の使用では増加し，反対側の使用で減少する．また，膝屈曲モーメントへの影響は，歩行補助具の非使用と患側使用とでは差はないものの，反対側の使用で有意に減少している（**図3-②，③**）[5]．したがって，膝OA患者の場合にも，歩行補助具を反対側に使用することが推奨される[4]．

また，歩行補助具の使用が患者の歩行能力などの機能障害を改善するか否かについては，研究がほとんど行われていないというのが実情である．したがって，膝OA患者の機能を改善できるか否かについては，まだ十分なエビデンスが確立されていない[6]．

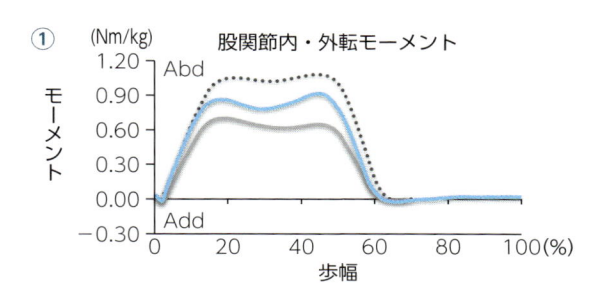

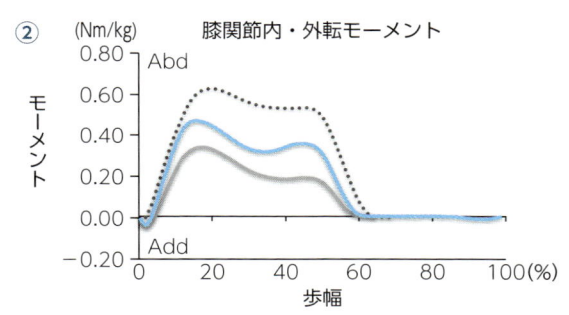

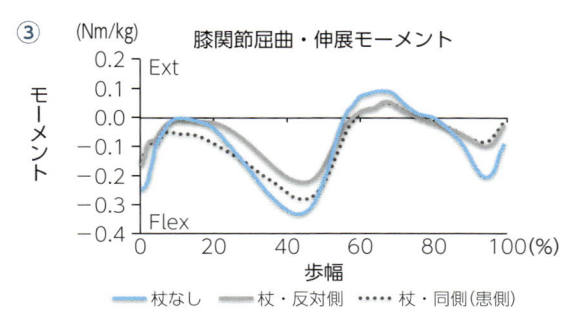

図3 変形性膝および股関節症患者の杖使用による関節モーメント

①は変形性股関節症患者が，②と③は変形性膝関節症患者が，杖なし，患肢とは反対側に杖を持ったとき，そして患肢側に杖を持ったときの歩行時の股関節内・外転モーメント（①），膝関節内・外転モーメント（②），膝関節屈曲・伸展モーメント（③）．

（文献5）より改変）

III．歩行補助具の使用を勧めるべき患者

膝OA患者の中でも，誰に歩行補助具の使用を勧めるべきなのかを知るには，どのような患者が歩行補助具を使用するのかを検討した研究結果が参考になる[7]。膝OA患者もしくは関節リウマチ（RA）患者では，①年齢が高いほど，②疼痛が強いほど，③ADL障害が強いほど，④杖または歩行補助具を使うことにより朝のこわばりが減少するほど，⑤杖や歩行補助具に対する嫌悪感が弱いほど，杖または歩行補助具を使用する傾向にあった（**表1**）。したがって，膝関節痛が強いために歩行困難がある場合には，歩行補助具を用いることでわずかでも歩行が可能もしくは安定になるのであれば，一時的でも積極的にそれを使用すべきであろう。

表1 変形性膝関節症もしくは関節リウマチの患者の歩行補助具使用に影響を与える因子の検討（多重ロジスティック解析）

変　数	Exp (B) (95%CI)	p
疾患（OA/RA）	1.01 (0.34〜2.95)	0.99
年　齢	1.06 (1.01〜1.08)	0.02
杖または歩行補助具使用による腫脹軽減	0.53 (0.34〜0.82)	<0.01
疼痛の強さ	2.9 (1.24〜6.81)	0.01
ADLの障害程度	2.82 (1.13〜7.00)	0.03
杖や歩行補助具に対する嫌悪感が少ない	0.54 (0.31〜0.92)	0.03

（文献7）より引用）

文献

1) 岩谷　力, 他：運動器リハビリテーションクルズス. 南江堂, 2008, p225-7.
2) Brandt KD, et al, ed：2nd ed. Oxford, 2008, p305-10.
3) Zhang W, et al：OARSI recommendations for the management of hip and knee osteoarthritis：part III：Changes in evidence following systematic cumulative update of research published through January 2009. Osteoarthritis Cartilage. 2010；18(4)：476-99.
4) Mendelson S, et al：Effect of cane use on tibial strain and strain rates. Am J Phys Med Rehabil. 1998；77(4)：333-8.
5) Chan GN, et al：Changes in knee moments with contralateral versus ipsilateral cane usage in females with knee osteoarthritis. Clin Biomech. 2005；20(4)：396-404.
6) Rogers JC, et al：Assistive technology device use in patients with rheumatic disease：a literature review. Am J Occup Ther. 1992；46(2)：120-7.
7) Van der Esch M, et al：Factors contributing to possession and use of walking aids among persons with rheumatoid arthritis and osteoarthritis. Arthritis Rheum. 2003；49(6)：838-42.

〈石島旨章，池田　浩，金子和夫〉

第7章

変形性膝関節症の物理療法

物理療法の種類，温熱療法の深達度・効果のメカニズムなど，特に温熱療法について詳しく記述しています。

第7章 変形性膝関節症の物理療法

温熱療法の実際

Point

- 変形性膝関節症（膝OA）に対する物理療法では，疼痛軽減と関節可動域エクササイズの補助療法として主に温熱療法が用いられる。
- 機器の加温効果到達度の特徴を理解して用いる。
- 熱傷や電磁波に注意する。

I. 物理療法の種類

物理療法には右記の種類がある（表1）。膝OAに有効と報告されているのは，ラジオ波療法，湿布式表在性温熱療法，アイスパック，超音波療法，レーザー療法，経皮的電気神経刺激（TENS：transcutaneous electrical nerve stimulation）である。わが国の臨床現場では，もっぱら温熱療法が用いられる。

表1 物理療法の分類

種類	タイプ	臨床例
温熱療法	深在性温熱	<u>ラジオ波　ジアテルミー</u>
	表在性温熱	ホットパック　<u>湿布式表在性温熱</u>
冷電療法	表在性寒冷	<u>アイスパック</u>
機械的療法	牽引	機械的牽引
圧迫	弾性包帯	ストッキング
水		渦流浴
音波		<u>超音波</u>
電磁気療法	電磁場　紫外線	<u>レーザー</u>
	電流	<u>経皮的電気神経刺激（TENS）</u>

下線は膝OAに有効との報告があるもの

II. 温熱療法器の膝組織への加温効果到達度

ジアテルミー（極超短波）は照射直下の膝関節内を加温可能であるが，皮膚温の上昇が大きく熱感が強い。湿布式表在性温熱療法は2時間以上の使用で関節包の温度が数℃上昇する。ホットパックは10分の使用で真皮まで，レーザーは皮膚から1cm程度の深さの小範囲の加温に限られる。電極が大きなラジオ波温熱装置は関節深部まで加温可能である（図1）。

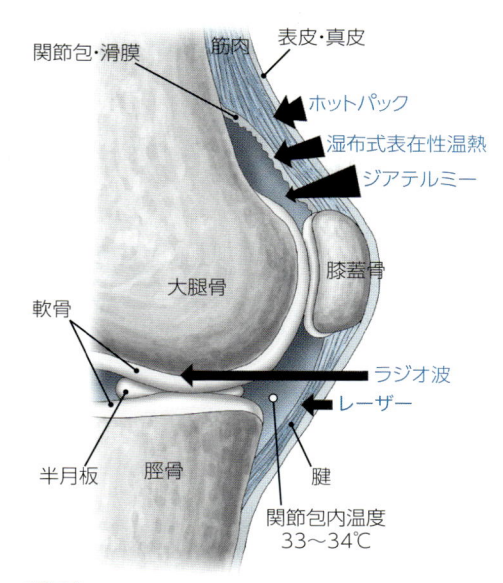

図1 温熱療法器の膝組織への加温効果到達度

III. 温熱療法の効果のメカニズム

1 ― 局所循環への影響

血管を拡張し血流量が増加する。筋肉の痙縮によって血管が圧迫され，虚血に陥っている組織の循環を改善し疼痛を緩和する作用がある。

2 ― 神経発火率への影響

筋紡錘の神経発火率を下げ痙縮の減少に寄与する。また古典的なゲートコントロール理論で直接速やかに疼痛を軽減する。

3 ― 組織の伸張性

コラーゲンを多く含む軟部組織を加温すると，その後のストレッチや可動域エクササイズの際に組織が伸張し，温度が下がった後も伸張が維持される。表在性温熱療法では効果が少ないため深部まで温熱効果がある方法を実施する。

4 ― 筋肉再生

筋損傷モデルに対する温熱刺激は，筋衛星細胞数を増やし筋修復促進が期待される[1]。

5 ― 軟骨細胞への影響

軟骨細胞は39～41℃で代謝が上昇する。軟骨細胞死を抑制する効果もみられる[2]。

IV. 温熱療法の種類

1 ― ホットパック

　最近は電子レンジで温めるものや電熱式の簡便なものが普及している。10〜15分間使用し，皮膚表面温度は38〜42℃となる。

> **注 意 事 項**
> 皮下より深部の組織は温度が上昇しない。膝OAに対する効果は可動域エクササイズ直前の表在性温熱効果にとどまる。

2 ― パラフィン療法

　パラフィンを用いて熱伝導で行う表在温熱療法である。6〜10回パラフィン皮膜をつくる。

> **注 意 事 項**
> 手指，手関節の作業療法前に行うことが多く，膝への使用は手技上困難である。

3 ― 電磁波療法

　ジアテルミーとも呼ばれる。わが国では2.45GHzの電磁波（極超短波，マイクロウェーブ）を用いることが多い。電磁波エネルギーが生体内に達したあと，熱エネルギーに変換されて組織を加温する。準備・操作が簡便でわが国の臨床現場でよく使われる。

> **注 意 事 項**
> 1) 実際には皮膚温度の上昇に比べて深部組織は加温されないため，膝OAでの効果は少ない。
> 2) 金属が体内にある場合（人工関節・ペースメーカなど）は禁忌。

4 ― 超音波療法

　温熱作用と音圧作用があり，慢性疾患には温熱作用を使う。電磁波療法と同じくエネルギーが生体組織に吸収される際に発生するジュール熱を利用する。通常は伝搬率の良い専用ゼリーを用いてプローブを移動しながら治療する。出力，周波数，プロービングによって温度上昇が変わるためトレーナーの経験が必要である。

> ● 注 意 事 項 ●
>
> 骨表面では反射し，骨膜など骨の周囲組織の温度が上昇する。出力の凹凸があり hot spot となる部分が存在するためプローブを静止して使用しない。

5 ── 湿布式表在性温熱療法

膝に貼り付ける温熱シートは膝OAに対して有効である。国内外のメーカーが発売している。鉄の酸化反応を利用する。2時間の温熱シート装着は，内側広筋および関節包の温度が3℃上昇し疼痛軽減作用を認めると報告されている。1日6時間程度装着する[3]。

> ● 注 意 事 項 ●
>
> 低温熱傷に注意する。

6 ── アイスパック

通常の膝OAは寒冷で症状が増悪するが，急性炎症を有する膝OAの可動域エクササイズ前の使用は有効である。炎症の沈静化，閾値上昇による疼痛緩和作用がある[4]。

7 ── 経皮的電気神経刺激（TENS）

膝OAに対する疼痛緩和作用が報告されている。パラメーターはパルス位相時間200〜300μsec，周波数2〜10Hz，治療時間20〜30分とされている。治療メカニズムはゲートコントロール理論と内因性オピオイド放出によると考えられている[5]。

> ● 注 意 事 項 ●
>
> 電極設置部位で効果が異なる。

8 ── レーザー療法

波長830nmのGa-Al-As半導体レーザーが多く用いられている。局所の血流改善，疼痛物質の産生抑制などがあると考えられている。

> ● 注 意 事 項 ●
>
> 腱など限られた部位の加温は可能であるが，広い範囲の加温はできない。

9 ― ラジオ波療法

300MHz以下の電磁波をラジオ波という。波長が長く身体深部の加温が可能である。2つの電極間に挟まれた部位が加温される。超音波と同様にプロービングが必要な小型機器と電極が大きい固定式のものがある。電極が大きいものは深部加温が可能であり，膝OAの症状軽減に有効である[6]。

V. 温熱療法のその他の注意点

1 ― 熱傷

電気を用いた温熱機器の場合，温度低下がないため熱傷を生じやすい。知覚低下がある場合，熱傷の危険性は高まる。また循環障害があれば組織加温による血流増加がなく，組織温度が上昇しやすい。出血傾向がある場合は，出血をきたす場合があり注意が必要である。

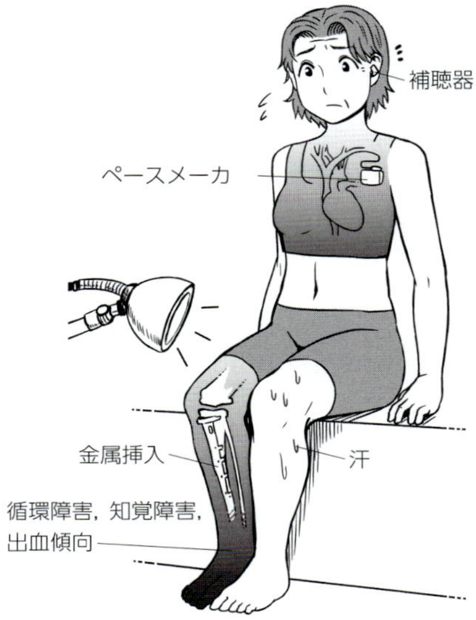

2 ― 電磁波（ジアテルミー）の注意（図2）

電磁波は金属を加温するので金属インプラントへの照射は禁忌である。ペースメーカ，ステント，補聴器，ネックレスなどの宝飾品の有無を確認する。また汗や汗を含んだ衣服は電磁波で高温に加温される。電磁波機器はEMC（electro magnetic compatibility）規格である必要がある。EMC規格であっても電磁波は周囲の電気機器に障害を及ぼす点にも配慮が必要である。超音波機器は金属に対する加温効果，電磁波漏洩がない。

図2 電磁波温熱療法の注意点

文献

1) Oishi Y, et al：Heat stress increases myonuclear number and fiber size via satellite cell activation in rat regenerating soleus fibers. J Appl Physiol. 2009；107(5)：1612-21.
2) Hojo T, et al：Effect of heat stimulation on viability and proteoglycan metabolism of cultured chondrocytes：preliminary report. J Orthop Sci. 2003；8(3)：396-9.
3) Seto H, et al：Effect of heat- and steam-generating sheet on daily activities of living in patients with osteoarthritis of the knee：randomized prospective study. J Orthop Sci. 2008；13(3)：187-91.

4) Brosseau L, et al: Thermotherapy for treatment of osteoarthritis. Cochrane Database Syst Rev. 2003;(4):CD004522.
5) Osiri M, et al: Transcutaneous electrical nerve stimulation for knee osteoarthritis. Cochrane Database Syst Rev. 2000;(4):CD002823.
6) Takahashi K, et al: The effects of radiofrequency hyperthermia on pain and function in patients with knee osteoarthritis: a preliminary report. J Orthop Sci. 2011;16(4):376-81.

（髙橋謙治）

第8章

変形性膝関節症の手術療法

保存的治療の限界，手術的治療の適応，手術療法に関する章です。保存的治療の限界としてすぐに臨床に役立つ具体的な数値や，手術術式の選択と適応に関するデブリードマンから人工関節まで，それぞれの術式の説明とともに記述されています。また，高位脛骨骨切り術について，術前評価，手術手技，後療法を詳しく記載してあります。きれいな写真がたくさん収載されています。術後の全体重負荷は7日目になっており，早期に体重負荷が可能であることがよくわかります。また，人工膝関節全置換術における手術適応，手術の実際，人工膝関節単顆置換術における患者選択・手術適応・手術手技について詳述しています。

第8章 変形性膝関節症の手術療法

1 変形性膝関節症における保存的治療の限界・手術的治療の適応

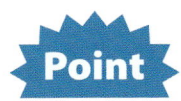

> **Point** 保存的治療の限界を知り，手術法を選択する

- 日常生活上での疼痛を評価する。
- 変形の程度や側方動揺・伸展制限の有無，内外反，前方引き出し手技による動揺性を確認する。
- 膝X線像にて病型と病期を確認する。
- 病型，病期，内反変形の程度，前十字靱帯の機能を評価する。

I．保存的治療の限界

注意事項

1) 変形性膝関節症（膝OA）は保存療法が基本である。
2) 手術の治療成績は術前の膝関節機能に影響を受ける。
3) 漫然と保存的に経過を観察するのは危険である。
4) 臨床症状，所見，X線像で総合的に適応を決定する。

　生活指導，運動療法，薬物療法や装具療法などの様々な保存療法を3～6カ月間行っても疼痛が軽減せず，日常生活上での階段昇降時に手すりを使用する，また連続歩行距離が500m以下に制限される例では手術治療を考慮する。関節裂隙が保たれている例でも，歩行の立脚期初期に膝関節が後外側に移動する側方動揺を認める例や屈曲拘縮のある例は，保存的治療の適応を超えているので手術療法を積極的に勧める必要がある。膝関節立位正面X線像で，関節面の骨摩耗を呈する末期では手術の絶対的適応であるが，関節軟骨の変性を示す関節裂隙の狭小化であっても，疼痛や水腫の著しい例や変形の強い例では手術の適応である[1]。

II. 手術術式の選択と適応

● 注 意 事 項 ●

1) それぞれの術式の治療目的，利点と欠点などを熟知する。
2) 高齢者でもそれぞれライフスタイルが異なり，術後の膝関節への要求度に対応できる術式を選択する。
3) 身体的活動度や年齢は術式の選択の制限にならない。
4) 高齢者で不顕性の内科的併発症の可能性がある場合は，術前に精査する。
5) 下肢深部静脈血栓症や肺動脈塞栓症に対しては，術前評価，術中術後の対策を講じる。

　膝関節は内側および外側大腿脛骨関節，膝蓋大腿関節の3つのコンパートメントからなる。荷重X線像における軟骨変性部位，すなわち関節裂隙の狭小化を示す部位により，1つのコンパートメントの障害である内側型，外側型，2つのコンパートメントの障害である内側・膝蓋型，内外型，さらに3つの障害を認める全型に分類することができる（図1）。X線所見による膝OAの進行度では，軟骨下骨の硬化像を示す初期型，関節裂隙の狭小化や閉鎖を示す中期，さらに関節面の骨摩耗や骨欠損を呈する末期に分けられ，病期の進行とともに内反変形は増強する（図2）。

　膝OAの手術術式には，関節鏡視下デブリードマン，高位脛骨骨切り術（HTO），人工膝関節単顆置換術（UKA），人工膝関節全置換術（TKA）があり，変形の程度やX線上の病期・病型を考慮して術式を選択する（表1）。

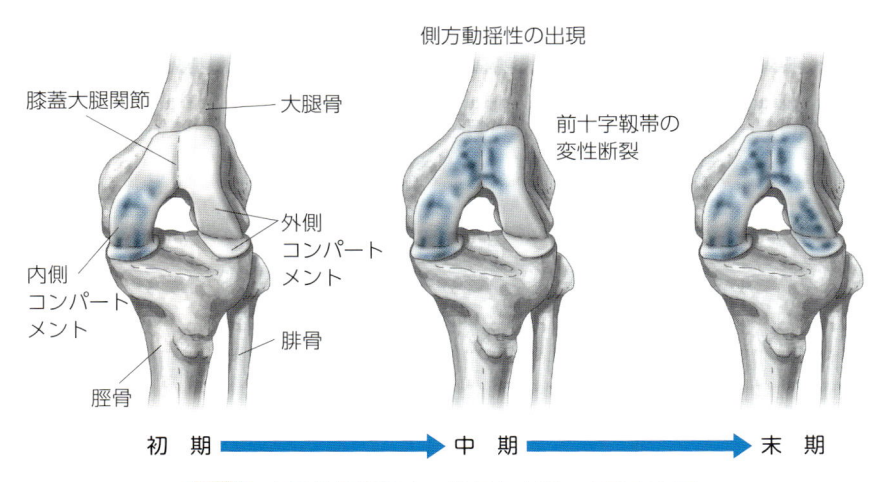

図1 変形性膝関節症の進行と病期，病型の進展

内側型変形性膝関節症の初期では内側コンパートメントの軟骨変性を認め，内反変形や屈曲拘縮の併発とともに膝蓋大腿関節障害を生じる。さらに，前十字靱帯の変性断裂が合併すると外側コンパートメントの軟骨変性が進展し，全型の変形性膝関節症となる。

広く用いられる。

　TKAは20年以上の長期経過の報告がなされ，その良好な成績から膝OAの外科的治療の中で最も信頼のおける術式として認識され，積極的に行われるようになった[7]。また人工関節のデザインや材質の改善，手術術式の改良により，深屈曲可能なタイプも選択が可能となった。しかし，依然として術後感染やゆるみなどの危険性があり，適応は慎重にすべきである。

文　献

1) 腰野富久：診療マニュアルシリーズ　膝診療マニュアル．第5版．医歯薬出版，2001，p148-67.
2) Moseley JB, et al：A controlled trial of arthroscopic surgery for osteoarthritis of the knee. N Engl J Med. 2002；347(2)：81-8.
3) Lobenhoffer P, et al：Improvements in surgical technique of valgus high tibial osteotomy. Knee Surg Sports Traumatol Arthrosc. 2003；11(3)：132-8.
4) 齋藤知行，他：変形性膝関節症に対する強固な内固定とハイドロキシアパタイトを用いた高位脛骨楔状開大骨切り術．膝．2004；29(2)：127-31.
5) Saito T, et al：Unicompartmental knee arthroplasty for osteoarthritis of the knee：remaining postoperative flexion contracture affecting overall results. J Arthroplasty. 2003；18(5)：612-8.
6) Sah AP, et al：Lateral unicompartmental knee arthroplasty through a medial approach. Surgical technique. J Bone Joint Surg Am. 2008；90(2)：195-205.
7) Meding JB, et al：Pain relief and functional improvement remain 20 years after knee arthroplasty. Clin Orthop Relat Res. 2012；470(1)：144-9.

〔齋藤知行，熊谷　研〕

第8章 変形性膝関節症の手術療法

2 高位脛骨骨切り術（opening wedge法）

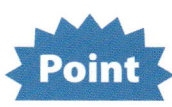

Point　opening wedge法による高位脛骨骨切り術を成功させるために

- 適切な矯正角度とその維持が重要である。
  高位脛骨骨切り術（HTO：high tibial osteotomy）の術後成績は矯正アライメントに依存するため[1,2]、矯正不足とならないように注意する。綿密な術前計画と正確な手術手技、術後下肢アライメントの維持を含めた後療法が重要である。
- 骨切りは慎重かつ十分に行う。
  神経血管束を損傷しないよう安全に骨切りを行う。リトラクターなどで保護しながら行うとよい。外側骨皮質の連続性が保たれる必要があるが、十分な骨切りがされないと骨折を生じるので注意する。
- 骨切り部の開大操作と人工骨挿入時の方向に注意する。
  骨切り部前方の開大距離が大きくなると脛骨関節面の後傾が増大するので注意する。同様に、人工骨が前方から後方へ向かって挿入されると前開きとなり、脛骨関節面の後傾が増大するため、真横から挿入されるようにする。

I．術前評価

1──手術適応

注 意 事 項

1) 立位膝X線正面像でのアライメント評価に加え、外反ストレス撮影で外側の関節裂隙が正常に保たれていること、スカイラインビュー撮影で膝蓋大腿関節症合併の有無を確認する。
2) 前十字靱帯については、前方引き出しX線撮影やMRIで確認する。

　HTOは膝関節内側コンパートメントの単一障害である内側型OAが適応となる。X線学的進行度（病期）[3]では関節裂隙の狭小化を示すGrade 2が最も良い適応であるが、Grade 3（関節裂隙の閉鎖）で内外側の靱帯バランスが維持される例も比較的良い適応となる。HTOは外側の骨皮質を蝶番として残しつつ骨切り部を開大するため、矯正角度は制限され、膝関節のアライメントで立位膝外側角（FTA：femoro-tibial angle）が185度以下で伸展制限が15度以下が要件となる。前十字靱帯が健常で、膝蓋大腿関節症の合併がないか、あっても軽

度であることも適応の条件となる。

2 ─ 術前計画

立位膝X線正面像でFTAを計測する。術後立位FTAが170度となるように矯正角度（術前FTA-170）を決定する[4,5]。脛骨内側関節面から35mm下方の内側骨皮質点から近位脛腓関節に向かう骨切り線を設定し，矯正角度をもとに外側脛骨皮質と骨切り線の交点を頂点とする三角形を作図する。脛骨内側骨皮質の通過点と骨切り線の始点との皮質間距離を計測し，手術中の矯正目標のランドマークとする。

II．手術手技

1 ─ 皮膚切開と皮下組織の展開

骨切り部を中心に，膝蓋骨の下端から膝蓋靱帯の内側縁を通り脛骨粗面下に向かうよう，7〜8cm程度皮膚を切開する（図1）。関節内を展開する例では，皮切を延長しsubvastus法で関節内を展開する。また，遠位側にプレート固定におけるスクリュー挿入用の皮切を置くことを想定しておく。包層（investing layer）を同様に切離し，膝蓋靱帯の両側縁で関節支帯を切離する。

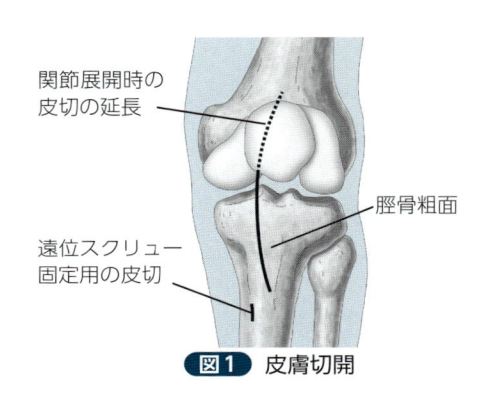

図1 皮膚切開

2 ─ 骨膜下剝離

● 注 意 事 項 ●

脛骨後方の骨膜剝離は骨切り部が前方に開大することを防ぐ意味でも重要となるため，十分に行う。

内側では，鵞足部を含めて内側側副靱帯の浅層を骨膜下剝離し，さらに骨膜の剝離を脛骨後方まで十分に進め，膝関節が軽度に過伸展することを確認する（図2）。外側では，脛骨前面のみ骨膜下剝離を行い，前脛骨筋付着部は温存する。膝蓋靱帯下脂肪組織を含めた軟部組織を脛骨前面から剝離し，膝蓋靱帯の停止部と脛骨近位前面を明らかにする。

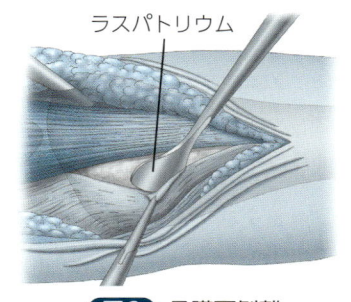

図2 骨膜下剝離

3 — 骨切り

> **注 意 事 項**
> 1) 骨切り面は2本のK-wire刺入により決定されるので，透視下で2本のK-wireが一直線になっていることを確認する．
> 2) 後方骨皮質を骨切りする場合，神経血管束を損傷しないように十分注意する．リトラクターなどで保護しながら行うとよい．
> 3) 外側の骨皮質の連続性を保つことが必須であり，注意が必要である．
> 4) 十分な骨切りがされないと骨折を生じるので注意する．

脛骨内側関節面にカテラン針を刺入し関節面高位を決定する．膝関節伸展位で内側関節面から35mm下方で脛骨真横面から近位脛腓関節に向かい，透視下に2本のKirschner wire（K-wire）を刺入し，骨切り面を設定する（図3）．

脛骨後方にリトラクターを挿入し，2本のK-wireにボーンソーを当て，脛骨内側，前方と内後方の骨切りを行う（図4）．その骨切りの方向で脛骨の前外側の骨皮質をノミで骨切りする．

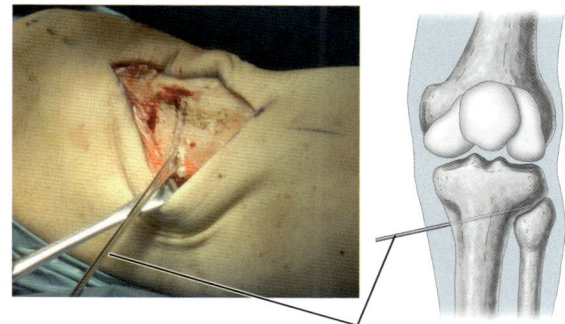

骨切り線が脛骨粗面にかかる部分はflangeを作成する（図5）．flangeは膝蓋靱帯付着部上部の骨皮質を可及的に大きく残すようにする．

十分に骨切りされているか，再度確認を行う．透視で確認しながら，外側皮質を5mm程度残すまで骨切りを行い，ノミを打ち込むたびに骨切り部が少しずつ開いてくることが確認できるまで，不全骨切りを行う．

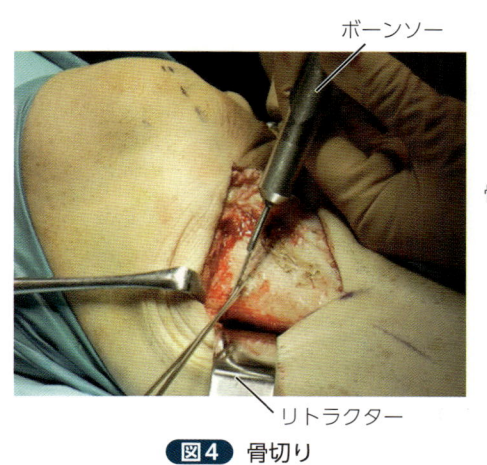

透視下に膝蓋骨正面位で2本のK-wireが一直線となっていることを確認する．

図3 K-wireの刺入

図4 骨切り

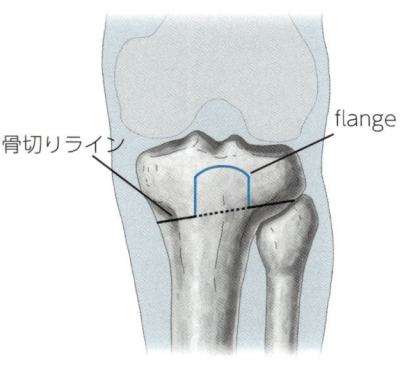

図5 flangeの作成

4 — 骨切り部の開大

● 注 意 事 項 ●

1) openerが十分に挿入されないまま開大操作を行うことや，抵抗があるのに無理に開大操作を行うことは厳禁で，骨折が生じる可能性があるので注意する．骨切りが十分に行われているか，前のステップに戻って再度確認する．
2) 軟部組織の緊張が強い場合には骨膜下剝離を追加するか，内側の軟部組織の緊張の強い部位にメスで小切開をいくつかのレベルで行い，緊張を解除する．
3) 脛骨の形態から，骨切り部前方の開大距離が後方の開大距離の2/3程度となる（図6）．骨切り部前方の開大距離が大きくなると脛骨関節面の後傾が増大することとなるので注意する．flangeが脛骨前方と平行に移動することを確認しながら開大操作を行うとよい．

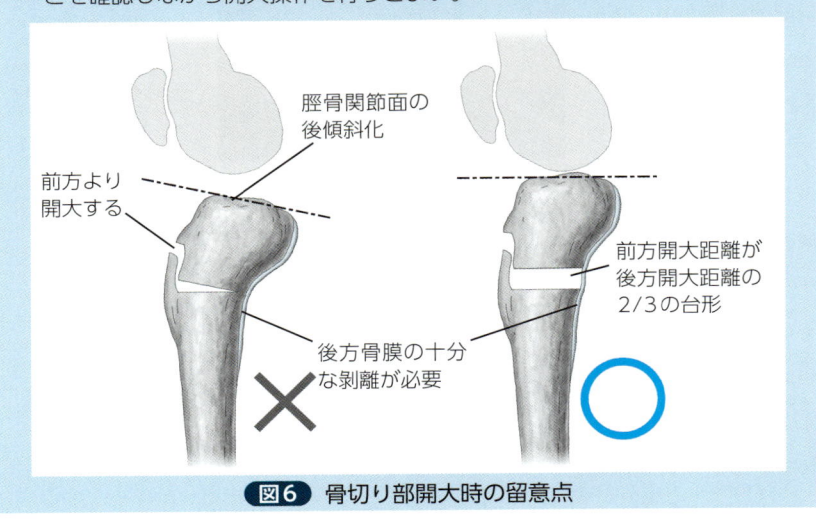

図6 骨切り部開大時の留意点

膝関節を伸展位とし，openerを骨切り部の内側より挿入し，透視下に外側の骨皮質近傍まで打ち込む（図7）．抵抗なく骨切り部が開大することを確認しつ

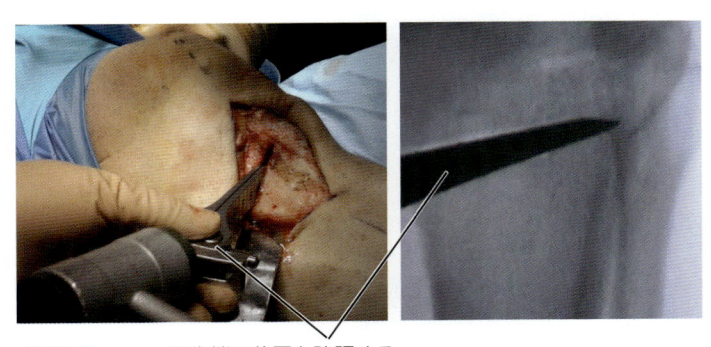

透視でopenerの先端の位置を確認する．

図7 openerの挿入

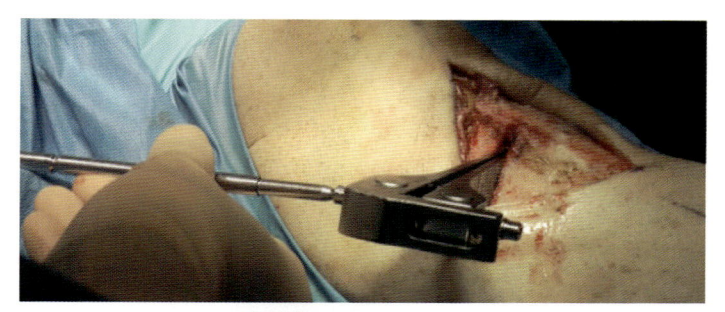

図8 骨切り部の開大

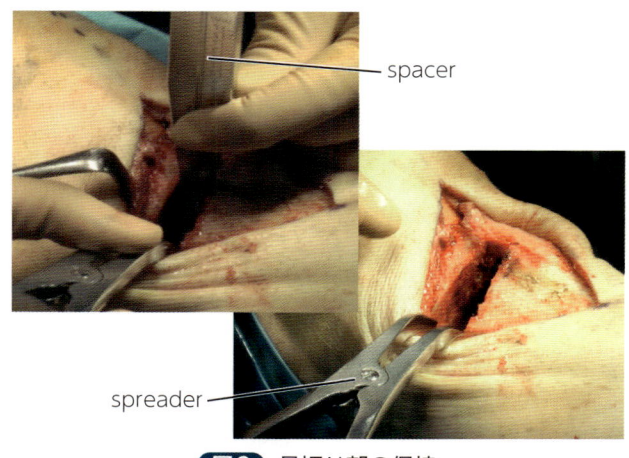

図9 骨切り部の保持

つ，徐々に骨切り部を開大し，目標とする皮質間距離に達するまで矯正操作を行う（**図8**）。

骨切り部の前方にspacerを挿入してopenerを除去し，後方皮質にspreaderをかけて開大を保持する（**図9**）。

5 ― 楔状人工骨の挿入

● 注 意 事 項 ●

1) 骨切り部を保持する場合，後方の骨皮質は厚く保持しやすいが，前方は薄く圧潰しやすいので注意する必要がある。
2) 人工骨が前方から後方へ向かって挿入されると前開きとなり，脛骨関節面の後傾が増大するため，真横から挿入されるように注意する。
3) 楔状人工骨のサイズ（底辺の長さ）は後方に比較して前方が小さくなることに注意する。

骨切り部の開大されたスペースに挿入されるβ-TCP人工骨（オスフェリオン®：オリンパス テルモ バイオマテリアル製）を準備する。人工骨の底辺が皮

質間距離に適合するよう，開大部分のサイズに合わせて専用のルーターで楔状にカットする。

開大された骨切り部のスペースに人工骨を挿入する（図10）。まず後方に1つの人工骨を，ついでその前方にもう1つの人工骨を上下の皮質が人工骨の底面と連続するまでしっかりと挿入する。

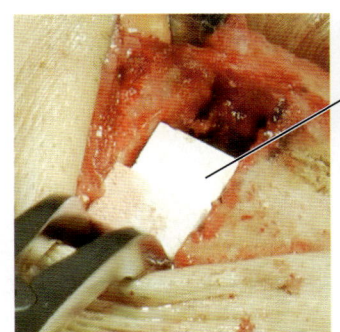

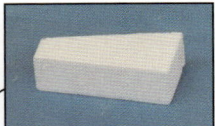

図10 楔状人工骨の挿入

楔状にカットされた人工骨

6 ― プレート固定

● 注 意 事 項 ●

1) プレートの固定は完全伸展位で行う。
2) プレートが骨に密着していなくても，ロッキングスクリューで固定するため，問題はない。
3) プレートのベンディング操作はロッキング機構を損ねる可能性があり，行わないほうがよい。
4) 近位のスクリューはできる限り軟骨下骨直下に挿入する。

膝伸展位でアライメントを確認し，剝離した内側の骨膜を元の位置に戻して結節縫合する。その後，ラスパトリウムを用いてプレートのスペースを空ける。TomoFix™ plate（Synthes社製）の近位側にドリルガイドを取り付け，内側の骨膜上に設置する。透視下にまずK-wireを刺入し，プレートとスクリューが適切な位置に設置されることを確認する。近位骨片は三次元で把持できるように4本のスクリューで固定する。続いて遠位側にスクリューを挿入する。最後にスクリューをロックする（図11）。

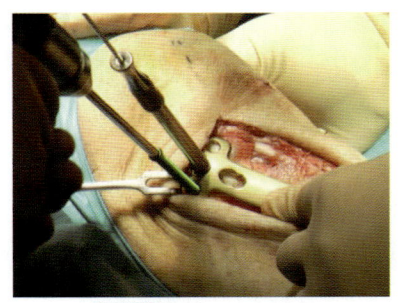

図11 プレート固定

7 ― 創閉鎖

骨切り部に吸引チューブを留置する。その後，investing layer，皮下組織，皮膚を漸次縫合し閉創後，bulky dressingを行い，手術を終了する。外固定は一切用いない。終了後，直ちにX線撮影を行い確認する（図12）。

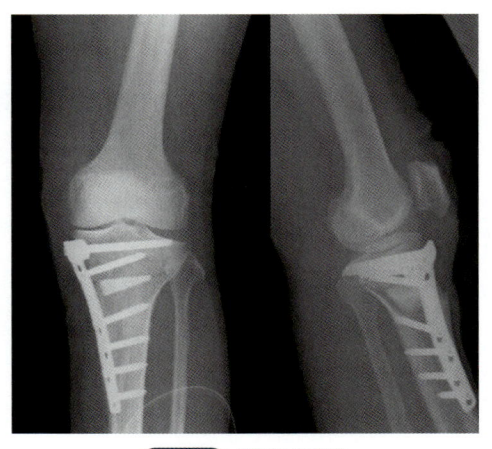

図12 術後X線像

III. 後療法

　従来のclosed wedge法に比較し，TomoFix™ plateと楔状人工骨補塡材を併用したopening wedge法によるHTOは低侵襲で強固な内固定により早期荷重が可能となった[6]。筋肉や軟部組織への侵襲が少ないことや術後疼痛の軽減と骨切り部の安定化により，後療法を円滑かつ安全に実施できることはopening wedge法の大きな利点である。術後療法のプログラムでは，矯正した下肢アライメントの維持，骨切り部の骨癒合の獲得と膝関節機能回復が目標となる。後療法の主目的は早期可動域エクササイズによる関節拘縮の予防，大腿四頭筋エクササイズによる膝関節の安定化，荷重負荷と歩行エクササイズの施行である[7]。opening wedge法によるHTOでは後療法の簡素化と加速化を実現し，人工関節置換術のようなクリニカルパスを導入することが可能である（表1）。これによって医師と医療スタッフは，術前から患者とともに入院中にの治療目標を設定し，リハビリテーションに対する患者の意欲を向上させ，治療の標準化を図ることができる。

表1 クリニカルパスと経過の概要

経過	安静度	理学療法	達成目標
術後1日目	免荷	車椅子移乗 関節可動域エクササイズ 筋力エクササイズ	車椅子移乗ができる
術後7日目	全免荷	歩行エクササイズ 　平行棒 　歩行器 　一本杖 　階段昇降	歩行器歩行ができる
術後14日目		牽引	一本杖歩行が安定している
術後21日〜 （28日目まで）		退院	退院の準備ができる

文献

1) Coventry MB, et al：Proximal tibial osteotomy. A critical long-term study of eighty-seven cases. J Bone Joint Surg Am. 1993;75(2):196-201.
2) Rudan JF, et al：Valgus high tibial osteotomy. A long-term follow-up study. Clin Orthop Relat Res. 1991;(268):157-60.
3) 腰野富久：変形性膝関節症の病因，分類と臨床所見．リウマチ．1985;25(3):191-203.
4) Koshino T, et al：Fifteen to twenty-eight years' follow-up results of high tibial valgus osteotomy for osteoarthritic knee. Knee. 2004;11(6):439-44.
5) Akizuki S, et al：The long-term outcome of high tibial osteotomy: a ten- to 20-year follow-up. J Bone Joint Surg Br. 2008;90(5):592-6.
6) 齋藤知行，他：変形性膝関節症に対する強固な内固定とハイドロキシアパタイトを用いた高位脛骨楔状開大骨切り術．膝．2004;29(2):127-31.
7) 齋藤知行，他：高齢者の運動器リハビリテーション 運動機能・生活機能の回復と維持を目的とした医療的介入の実際 高位脛骨骨切り術前後のリハビリテーション．臨床スポーツ医学．2007;24(6):695-702.

　　　　　　　　　　　　　　　　　　　　　　　　（齋藤知行，熊谷 研）

第8章 変形性膝関節症の手術療法

3 人工膝関節全置換術（TKA）

Point

- 変形性膝関節症（膝OA）や関節リウマチによる膝変形に対して，人工膝関節置換術（TKA）が積極的に施行され，その良好な治療成績が報告されている。
- 現在，年間約7万件以上のTKAが施行されているが，その背景には優れた除痛効果，パフォーマンスの高い膝機能の再獲得，可能な限りの低侵襲手技施行による早期社会復帰がある。
- しかし，安易なTKAは危険であり，患者満足度の高い良好な成績を得るためには「適応」「適切なインプラントの選択」「正確な手術手技」「術後合併症の回避」「術後早期可動域エクササイズ・筋力強化・バランスエクササイズ」のすべてが獲得されていなければならない。

I．手術適応

TKA（total knee arthroplasty）は膝OAや関節リウマチなどの疾患で，内側コンパートメント，外側コンパートメント，膝蓋大腿関節（PF関節）などの破壊された関節をインプラントによって置換し，疼痛の改善と関節機能の再獲得を図る方法である。術前に関節裂隙の狭小化，骨棘形成，変形などをX線学的に評価し，また膝関節痛，可動域制限および拘縮，日常生活障害などからも手術の必要性を検討する[1,2]。

1 ― 適応年齢

60歳以上の変形膝に対するTKAの治療成績は良好である。TKAによる除痛効果は大きいが，正常膝機能を再獲得できるほどには期待できないため，TKA術後に得られる活動レベルと患者年齢相応の活動レベルが一致している場合が良い適応年齢となる。

したがって，60歳以下で活動レベルが高い患者には手術のタイミングを慎重に決定する必要があり，また人工関節のゆるみなどで早期に再手術を必要とする可能性がある。超高齢の場合にも，全身状態に問題なく手術に対する十分な理解と意欲がある場合には適応となるが，膝伸展筋やバランス能力の低下を認

めることが多いため，術後リハビリ療法を十分に考慮し，慎重に適応を決定する．

2 ― 膝関節の変形

内側，外側，PF関節のすべてが障害されているときはTKAの絶対適応となるが，PF関節の障害は少なくても，内外側のコンパートメントがともに障害されているときにはTKAの適応となる．また，進行例での著明な運動痛，歩行時痛，lateral thrust（外反動揺性）に対しても良い適応である．疼痛は軽いが頻回のステロイド関節内注入で骨吸収をきたし，そのために側方動揺性などの機能障害が出現するいわゆるシャルコー関節に対しては，疼痛の点からはTKAの適応から外れるが，不安定性の点から拘束性の高い器種によるTKAを施行することがある．

絶対的禁忌となるのは感染性関節炎を合併している場合である．急激に骨吸収が生じたりすると感染の可能性が高いため，術前に培養，滑膜生検などの検査をすべきである．TKA術後の可動域は術前可動域に影響されることが報告されているが，可動域制限に関しては一定の基準はなく，ほとんど屈曲できない症例でも手術手技によりある程度の屈曲角度は得ることができる．

II. 手術の実際

1 ― インプラント選択

日常生活における椅子からの立ち上がりは膝屈曲100度以上，正座になると140度以上を必要とする．器種選択は良好な可動域を得るためにも重要である．現在は岡山大式Mark IIに代表されるbox型から，解剖学的に構造が反映されるような器種に変わってきた．大腿骨コンポーネントの適切なサイズ選択は，術後の可動域やPF関節症に関係するため重要である．術中に選択することが基本であるが，術前に大腿骨後方に大きな骨棘，脛骨に骨欠損などがある場合には，サイズ選択に迷うこともあるだろう．そのような場合には，コンポーネントを回旋させるようにして，三次元的にテンプレーティングすることにより，適切なサイズを選択することが可能である．特に屈曲130度以上と定義される深屈曲ではインプラント後方の骨棘切除や関節包の解離を行い，十分な大腿骨後顆の厚さ（PCO：posterior condylar offset）を確保する必要がある．

また後十字靱帯（PCL：posterior cruciate ligament）を温存するCR型（CR＝PCL retaining）と比較してPCLの機能をpost-cam機構で代用するPS型（PS＝PCL substitute）のほうが安定かつ良好な屈曲角度を獲得しやすいことが報告

4 ─ 術後リハビリ訓練，早期社会復帰に向けて

　早く疼痛から解放し，良好な膝可動域を取り戻すことによってADLを改善することは重要である。ADLの早期改善には以下の3点が重要である。

① 低侵襲手術（MIS：minimally invasive surgery）により大腿四頭筋への侵襲を最小限とし，伸展筋力を温存する。

② 疼痛コントロールとして大腿神経ブロックなどを併用し，術後早期の可動域エクササイズや移動訓練を可能にする。

③ 術中操作により骨髄腔への侵襲を避け，術後の下肢弾性ストッキングの着用や間欠的空気圧迫法などの機械的予防，抗凝固療法の施行により肺血栓塞栓症（PTE：pulmonary thromboembolism）と深部静脈血栓症（DVT：deep venous thrombosis）を防止する。

文　献

1) 吉川秀樹, 他編：未来型人工関節を目指して－その歴史から将来展望まで－. 日本医学館, 2013, p126-134.
2) 井上　一, 監. 尾崎敏文, 他編：変形性関節症の診かたと治療. 第2版. 医学書院, 2012, p197-205.
3) 岩本幸英, 他編：OS NOW Instruction No.5 人工膝関節置換術 適切なアライメントとバランスの獲得をめざして. メジカルビュー社, 2008, p149-156.
4) 勝呂　徹, 他編：人工膝関節置換術［TKA］のすべて 安全・確実な手術のために. メジカルビュー社, 2007, p52-58.

〔阿部信寛〕

第8章 変形性膝関節症の手術療法

4 人工膝関節単顆置換術（UKA）

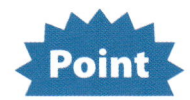

Point

- 人工膝関節単顆置換術（UKA）は膝関節の片側の単顆の変性に対し，変性した部分のみを置換する術式である．
- 本術式は低侵襲で術後早期の機能回復や良好な可動域獲得が可能である．
- 患者の選択には，患者の年齢，体重，活動性などを総合的に評価する．
- 本術式の適応は①反対側関節面が温存されていること，②膝関節の靱帯機能が保たれていること，③膝蓋大腿関節（PF関節）に疼痛を伴う変形がないことの3点である．

I. 人工膝関節単顆置換術

　人工膝関節単顆置換術（UKA：unicompartmental knee arthroplasty）は膝関節の内側（あるいは外側）の単顆が変性した変形性膝関節症（膝OA）または大腿骨顆部骨壊死（ON：osteonecrosis）に対し，変性した部分のみを置換する術式である．

　本術式は反対側のコンパートメント（関節面）・十字靱帯の温存，小切開，少ない骨切除量・出血量といった低侵襲な術式により術後早期の機能回復や良好な可動域獲得が可能であるため，人工膝関節全置換術（TKA：total knee arthroplasty）よりも優れた点を持っている．もともとUKAは手術侵襲が少なく，骨温存もできるため，短期間で破綻した場合でもTKAへの再手術が比較的容易であるとされてきた．しかし10年以上の長期治療成績をみるとBergerら[1]は98％，Yoshidaら[2]は95％において人工関節の破綻はなく良好な成績が得られたと報告しており，最近ではUKAの位置づけはTKAまでの期間だけに有効なtime savingとしての手段ではなく，良好な長期治療成績を獲得できる手術方法であると考えられている．しかし，そのような良好な長期治療成績を得るには厳密な患者選択・手術適応と正確な手術手技が必要である．

Ⅱ. 疾患・患者選択

　内側または外側の単顆のみの変性がある関節症が手術の対象となる。すなわち一側のコンパートメントのみの膝OAやONが本術式の対象疾患である。関節リウマチ（RA：rheumatoid arthritis）や全身性エリテマトーデスなどの関節全体に炎症を及ぼす炎症性疾患は対象とはならない。OAと思われていても後にRAと診断される場合もあるため，術前に各種血液マーカーを検査しておくべきである。

　体重が増加するとインプラントが設置された脛骨骨切り面にかかる負荷が大きくなるため，95kg以上は禁忌とされている[3]。適応年齢については，TKAまでのtime savingの手術と考えて若年者に施行するのか，高齢者に対する最終手術とするのかによって異なる。活動性の高い比較的若年者にUKAの早期破綻例が存在すると報告されているため，最終手術を目的とするのであれば適応年齢を下げることは避けるべきである。秋月[4]は加齢とともに日常生活活動量が低下することも考慮し，日本人の平均寿命から男性68歳以上，女性74歳以上が手術年齢の目安であると述べている。

Ⅲ. 手術適応

　当科における手術適応は①反対側関節面（内側コンパートメントの手術であれば外側）が温存されていること，②膝関節の靱帯機能が保たれていること，③膝蓋大腿関節（PF関節）に疼痛を伴う変形がないことの3点としている。

　内側・外側のコンパートメントの両方が変性している場合や，膝関節の側副靱帯不全がある場合はTKAの適応である。前十字靱帯（ACL：anterior cruciate ligament）機能不全がある症例についてはmobile UKAの適応とはならないが，fixed UKAでは完全適応除外とはならない。しかしながらACL不全膝に対するUKAの長期成績については不明であり，手術侵襲や患者の活動性，合併症などを総合的に考慮して手術を施行すべきである。ACL機能不全はMRIなどの画像評価である程度予想は可能であるが，術直前に関節鏡検査での評価が有用である。

　ONは高度な変形を認めないため良い適応であるが，病変の中心が骨内にあるため，表面置換のUKAでは痛みが残存する場合があり，また壊死部切除後の良好な母床が重要であるため壊死部の深さによっては適応を慎重にすべきであるとされている[5]。

　大腿脛骨角（FTA：femoro-tibial angle）の過矯正は術後非置換部位の変性や

関節症変化が増悪する因子であるとされている[4]。過矯正とならない程度，すなわちFTAが4〜6度外反で，機能軸が膝中心よりもやや内側を通過する程度の症例が良好な長期成績を示していることから，内側の骨棘を切除した後に，内側側副靱帯が緊張した状態で機能軸が膝の中心かやや内側を通過するアライメントを目標としている[3]。そのための術前評価として膝関節のストレスX線撮影が重要である。ストレスX線で矯正が不能である高度変形に対するUKAは避けたほうが望ましい[6]。また，手術によって改善する伸展角度は10度程度であると報告されており[7]，最終的に多少の屈曲拘縮を許容するのであれば術前の屈曲拘縮は15度程度までを適応とするのが妥当であると考える。

膝蓋大腿関節の疼痛を伴う変性を有する症例や膝蓋大腿関節の関節裂隙消失例についてはTKAで対応するか，UKAに膝蓋大腿関節置換術を組み合わせて施行することが必要となる。

手術の除外基準はRAなどの関節全体に及ぶ進行性炎症疾患，内外側の側副靱帯や後十字靱帯機能不全，20度以上の屈曲拘縮を有する症例，大腿脛骨角190度以上の変形を有する症例，活動性の高い比較的若年者や高度のスポーツ活動を希望する症例，および高度肥満者としている。

Ⅳ．手術手技

まずUKAの手術直前にACL機能の有無，反対側コンパートメントの軟骨変性や半月板損傷の有無について，関節鏡で評価を行う。

次に膝蓋骨中部から脛骨結節内側に至る約8cmの皮切を加え，関節包を展開する。関節包を展開した後に可及的に内側半月板の切除を行う。視野の妨げとなる膝蓋下脂肪体については必要最低限の切除とする。大腿骨および脛骨の内側側副靱帯付近の骨棘を切除する。顆間部のACL周辺に骨棘が存在する場合は併せて切除を行い，インピンジしないように顆間部の形成術も行っておく。伸展位での内外反ストレスで機能軸が目標とするアライメントとなるかどうか確認する。大腿骨中心部で後十字靱帯付着部の約1cm前方に，後で戻せるように骨軟骨栓を採取し，ドリルを用いて髄内ロッドおよび膝蓋骨レトラクター用の骨孔を作成する。その後に行う骨切りは大腿骨遠位端を先に骨切りする方法と脛骨近位部を先に骨切りする方法とがある。いずれの方法も一長一短があるが，本項では著者らが行っている大腿骨遠位端をまず骨切りする方法（measured resection法）について述べる。

まず大腿骨遠位端骨切りガイドを用いて大腿骨遠位端を骨切りする。引き続き脛骨近位部の骨切りを髄外ガイド使用下に行う。脛骨の骨切りは非常に重要

であり，脛骨骨軸および機能軸に対して直角に骨切りする必要がある。その際の後方傾斜角度については術前に計測した症例ごとの角度で行っている。日本人は通常7～9度程度である[8,9]。脛骨近位部の骨切りが終了すると，外科的通顆軸に平行に大腿骨後顆骨切りガイドを設置し，後顆および斜部の骨切りを行う。大腿骨の骨切り終了後，大腿骨トライアルを挿入し，トライアルからはみ出した後顆部分を切除する。ついで脛骨コンポーネントの位置を骨切り面からはみ出さないように決定する。母床の強度を高める目的で，主に脛骨骨切除を行った中心部縦方向に切除骨の骨移植を行う[9]。

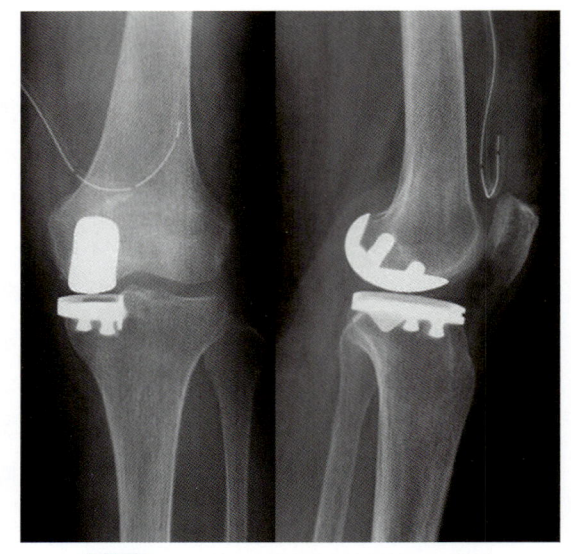

図1 人工膝関節単顆置換術後のX線像
Zimmer® Unicompartmental High-Flex Knee System

　大腿骨・脛骨ともにトライアルを挿入し，十字靱帯の過緊張，アライメント，インサートの厚さの確認を行う。トライアル終了後インプラントを脛骨，大腿骨の順にセメント固定する。この際，はみ出した余剰セメントは確実に取り去ることが重要である。セメントが硬化したらインサートのトライアルを行い，適切な緊張が得られるインサートを挿入する。髄内ロッド挿入のために空けておいた骨孔に最初に採取した骨軟骨栓を戻す。ドレーンを挿入し，関節包，皮膚の順に縫合する（**図1**）。

V. 後療法

　術前・術後管理にはクリニカルパスを用いている。術後は局所の安静目的にニーブレースと腫脹予防にアイシングシステムを使用している。術後2日目にドレーンを抜去し離床する。離床後は痛みに応じて全荷重歩行および可動域エクササイズを行う。杖歩行が獲得できれば退院を許可している。

文献

1）Berger RA, et al：Unicompartmental knee arthroplasty：indications, techniques, and results. Instr Course Lect. 2010；59：47-56.
2）Yoshida K, et al：Oxford phase 3 unicompartmental knee arthroplasty in Japan – clinical results in greater than one thousand cases over ten years. J Arthroplasty. 2013；28（9）：168-71.

3) 井上　一, 監. 尾崎敏文, 他編：変形性膝関節症の診かたと治療. 第2版. 医学書院, 2012, p205-6.
4) 秋月　章：【変形性膝関節症の新しいアプローチ】人工膝単顆置換術　最少侵襲手術の紹介と利点. 骨・関節・靱帯. 2002;15(7):765-9.
5) 吉本栄治, 他：UKA　特発性膝骨壊死に対するM/G型単顆置換術の短期成績. 日本人工関節会誌. 2007;37:122-3.
6) 秋月　章：【最小侵襲手術に必要な新しいアプローチ】MIS-UKA(Minimally Invasive Surgery Unicompartmental Knee Arthroplasty) 最小侵襲人工膝単顆置換術. 整外最小侵襲術誌. 2005;35:44-50.
7) 真柴　贊：【人工膝関節置換術update】UKAでどこまで対応可能か？　整・災外. 2013;56:1165-72.
8) 堀内博志, 他：【変形性膝関節症の基礎と臨床】OA治療　手術療法　人工膝単顆置換術の進歩と現状 MISとしての有用性. BONE. 2009;23:85-9.
9) 秋月　章, 他：Orthopaedic surgical technique　膝関節　人工膝単顆置換術(Unicompartmental Knee Arthroplasty：UKA). 整外Surgi Tech 2012;4:375-92.

（宮澤慎一）

第9章 変形性膝関節症の術前・術後リハビリテーション法

1 術前評価

> **Point　手術が決まったら**
>
> - 手術に関わる情報（手術方法と術後のリハビリテーションプロトコール，予測される術後の患者の状態，合併症のリスクなど）をできるだけ多く収集する。
> - 個々の患者の身体・精神状態を手術直前に再評価する。
> - 上記の情報から，術後のリハビリテーションをいかにバリアンスを出さずに遂行できるか熟考し準備する。

Ⅰ．手術に関わる情報の収集

　変形性膝関節症（膝OA）に対する手術療法では，主に後述のような手術法があり，それぞれに，その手術の効果を最大限に引き出すためのリハビリテーションのプロトコールが用意されている。詳細は別項にゆずるが，それらは施設や術者による多少の違いはあっても，多くの研究成果やエビデンスをもとに考え抜かれたものにほかならない。しかし，実際の臨床の現場では，患者の状態に合わせて主治医と相談しながら適時柔軟な変更を加えざるをえないことが多い。いかにバリアンス（variance：逸脱事象，予定診療行為から外れ達成できなかった事象）を出さずに，予定された術後のリハビリテーションを遂行し良好なアウトカムを獲得するか，術前の詳細な情報収集と入念な対策方法の立案が唯一の方策となる。

　ここでは，術式ごとに，手術前後で患者の状態がどのように変化し，どのような情報を収集する必要があるのかについて記載する。

1 ― 高位脛骨骨切り術（HTO）（表1）

　HTOの最大の特徴は，術前後で極端な荷重軸の変化（内反膝→外反膝）を生じることと荷重制限が必要なことである。

　荷重軸の変化は，膝局所の疼痛緩和を引き出す一方で，股関節や足関節の隣接関節のアライメントも大きく変えてしまう。たとえば，高度の内側型膝OAでは，立脚時，膝の内反変形に伴って，大腿骨外旋，脛骨内旋，足部回外の傾向がみられるが，術後にはこれらが一気に逆転してしまう。また，下肢長の変

化をも引き起こし，非手術側の下肢，ひいては，骨盤や脊椎の変化を引き起こす．

術後の荷重制限は，体重，骨質，骨切り法（openingかclosedか），固定材料で決定される．一般的に，ロッキングプレートで固定されたものでは，ほぼ3週以内（早い施設では1週から）に全荷重可能となることが多いが，通常の圧迫プレートで固定されたものでは，骨癒合をみながら2～3カ月を要する．その間，松葉杖による非手術側下肢への負担増加は避けられない．

隣接関節および対側下肢に対して，必要なら補助具（サポーターや足底板など）の使用も考慮しておくことが望ましい．松葉杖の使用に耐えうるか否か，上肢のチェックも忘れてはならない．

表1 高位脛骨骨切り術に関する情報収集

矯正法：opening wedgeかclosed wedgeか
固定法：圧迫プレートかロッキングプレートか，骨移植の有無
矯正角度：予定される開大あるいは閉鎖角度，FTA，%MA
関節内処置の有無：ドリリング，半月処置など
その他，予定出血量，予定される固定・免荷期間など

2 ― 人工膝関節全置換術（TKA）（表2）

最大の特徴は手術侵襲の大きさと人工物ゆえの物理的制限が存在することである．

通常，大腿四頭筋を切開し膝蓋骨を脱臼させて手術を行うため，術後は大腿四頭筋の拘縮や膝蓋上嚢の癒着を生じやすい．伸展拘縮の強い症例で屈曲可動域を得るために大腿四頭筋の延長を要した場合は，extension lagが生じる一方で，膝蓋上嚢の再癒着や延長部の断裂のリスクが伴う．広範な内側もしくは外側解離も癒着の原因となる一方で，過剰な剝離は術後の不安定性を生じる．膝蓋骨の置換の有無やラテラルリリースの有無は膝蓋骨のトラッキングや膝前面痛の発生に少なからず影響を与える．

人工関節には設計上許容される屈曲・回旋角度が存在する．術前可動域の良い症例では，この設計限界を超える可動域を獲得することも少なくないので注意を要する．また，使用する人工関節の種類（CR型，PS型，CS型，拘束型）の区別，mobileか否かなどの情報もインプラントを保護する上できわめて重要である．術前後のアライメント・下肢長の変化は，立位膝外側角（FTA：femorotibial angle）：175～173度の生理的外反を目標に設置されるため，HTOよりも少ない．術後早期から全荷重が許容されるため対側下肢への負担も少ない．

手術での軟部組織の処理・侵襲に起因する術後合併症を予測することと，イ

表2 人工膝関節全置換術に関する情報収集

タイプ：CR型，PS型，CS型，拘束型，mobileか否か
機種：設計限界特性
進入法：内側・外側アプローチ，MIS*か否か，大腿四頭筋の処置
軟部組織の処置：ラテラルリリース，大腿四頭筋延長，内側解離，外側解離，後方解離，側副靱帯の縫合/アドバンスなど
骨欠損の処置：骨移植の有無，メタルオーギュメントの使用の有無
固定法：セメント使用の有無
その他，予定出血量など

*minimally invasive surgery（最小侵襲手術）

第9章 変形性膝関節症の術前・術後リハビリテーション法

2 クリニカルパス

Point クリニカルパスの目的と効果

- 治療成績（医療業務の標準化，チーム医療の質の向上と円滑化，安全性向上など）
- 満足度（インフォームド・コンセントの充実と患者満足度の向上など）
- 在院日数（入院日数の短縮化）

I．クリニカルパスとは

　工業製品の品質管理・効率管理の手法（critical pathway）を，入院期間の短縮や医療コストの削減のために医療界に取り入れたものがクリニカルパス（clinical pathway）である。その目的は治療成績，満足度，在院日数，収支の4つのアウトカムを同時に改善することにある[1,2]。時間経過を横軸に，治療，検査，看護，リハビリテーションなどのケア内容を縦軸とした入院計画表を作成し，医師，看護師，理学療法士などが，患者の治療目標，到達度，問題点などの重要な情報を共有しシームレスな連携に役立てる。通常，医療者用と患者用の2種類を作成し運用する。

II．医療者用クリニカルパス

注意事項

1) クリニカルパスの作成にあたっては，医師，看護師，理学療法士など関連スタッフ全員が参加することが大前提ではあるが，医師，特に執刀医が中心になって試案を作成することが望ましい。
2) 作成にあたっては，あまり細部にこだわらず，無理なく標準化が可能な項目に限定する。

　医師，看護師，理学療法士を対象とする。
　医師の指示書も兼ねており，退院時達成目標（退院基準，在院日数）を設定し，それに向けて必要な治療，検査，看護を経時的に並べる。標準化が可能で，すべての職種が共有すべき項目をできるだけ網羅しておくことが重要だが，あまり複雑にならないように留意する。必要な指示，処置，観察項目と，患者の状

態やリハビリテーションの進行状況が同時に把握でき，バリアンスの有無を評価できるものが望ましい。オーバービュー式[3)]，オールインワン式[4)]など多くの形式が報告されているが，既に発表されているものを流用するよりも，各施設の実用に合ったものを施設ごとに作成することを勧める。

実例として，当院での人工膝関節全置換術（TKA：total knee arthroplasty）のオーバービュー式クリニカルパスを提示する（**図1**）。当院での退院基準は，リハビリ要因として「自動屈曲100度以上，安定した立位保持が可能，少なくとも1本杖歩行可能，1段ずつの階段昇降が可能」の4項目，看護要因として「家族／家庭環境が受け入れ可能，本人が退院に対して不安がない」の2項目を設け，最終的に医師（執刀医）がその他の要因とともに総合的に退院の是非を判断するようにしている。目標の在院日数は3～4週としている。患者は手術日の前日に入院し，担当看護師および主治医から入院中のスケジュールについての説明を受ける。このとき，前項で触れた術前評価での問題点は外来で既に執刀医がチェックしており，主治医はこれを請けてクリニカルパスに反映させる。パス上段1/3は主に医師向けの，中段1/3は主に理学療法士向けの，下段1/3は主に看護師向けの行動（指示／観察）規範となっている。最下段にはバリアンスの有無のチェック項目があり，ありの場合は別途バリアンス記録用紙に詳しく記載し，後日，バリアンス解析／プロセス解析の材料としている。

入院日数	1	2	3	4	7～	10～	17～	24～	31～
日付	入院日 ／	手術当日 ／	術後1日 ／	術後2日	術後3日～ ／	術後7日～ ／	術後14日～ ／	術後21日～ ／	術後28日～ ／
指導／準備	入院オリエンテーション 手術オリエンテーション 手術同意書，輸血同意書 麻酔科オリエンテーション	手術室持参品 抗生剤持参 フットポンプ スポンジ架台							
処置	爪きり 手術側マーキング	自己血輸血	epi抜去	創処置 ドレーン抜去 バルーン抜去	ビジダーム処置	→	抜鈎		
内服薬	プルセニド2錠		NSAIDs	→ リクシアナ	中止 →	→	中止		
抗生剤		術前30分点滴 術後6-8時間ごと	朝点滴 夕点滴	朝点滴 夕より中止					
検査	D-dimer	術後 CBC 術後 X-P	輸血後 CBC			CBC／生化学 D-dimer X-P	CBC／生化学 D-dimer	CBC／生化学	CBC／生化学
リハビリ	術前リハビリ受診 オリエンテーション 松葉杖合わせ／訓練 装具合わせ	ベット上リハビリ開始（疼痛の許容する範囲で特に制限は設けない） カフパンピング／セッティング／SLR	→ CPM(0−45)	→ →	→ CPM(疼痛の許す範囲) 術後リハビリ開始（疼痛の許容する範囲で特に制限は設けない） ROM訓練 筋力訓練 歩行訓練	→ → → → →	→ → → → →		
病棟内活動度	制限なし	ベッドアップ可 患部アイシング 弾力包帯圧迫 患肢挙上／外旋予防	ベッド上フリー → → →	免荷車椅子 → 弾力ストッキング	→ → →	歩行器／松葉杖 → →	松葉杖／1本杖 → →	独歩	
食事 排泄	夕食以降絶食 自立	絶食 ベット上介助	普通食 トイレ介助	→ 自立	→ →	→ →	→ →	→ →	→ →
清潔	自立	術後洗面介助	→	→	洗面自立 シャワー可	→	→	入浴許可	
バイタル／その他	バイタルサインのチェック	→ 術後合併症のチェック ショック 異常出血 腓骨神経麻痺 感染 静脈血栓塞栓症	→ → → → → →	→ → → → → →	→ → →	→ →	→ →		
バリアンス	□あり □なし	□あり □なし	□あり □なし	□あり □なし	□あり □なし	□あり □なし	□あり □なし	□あり □なし	□あり □なし

下記の
リハビリ要因および
看護要因を総合的
に判断して医師が
退院を許可する。

○ ROM: 0-100以上
○ 安定した立位保持
○ 独歩•1本杖歩行
○ 階段昇降（1段ずつ）
以上が可能となれば，外来リハビリを検討する。

○ 膝の状態
○ 歩行能力
○ 社会的要因
○ 心理的要因
以上がクリアされれば。退院を検討する。

特別指示薬
疼痛時：
①カルボカイン5ml (epi注入)
ただし，指導医確認
②ボルタレンサポ 50mg
②ソセゴン 15mg im
発熱時：
ボルタレンサポ 50mg
不眠時：
セルシン 1錠
便秘時：
プルセニド 2錠
頭痛時：
CMCP 1包
吐き気：
ナウゼリン 1錠
術者名
主治医名
看護婦名

図1 当院でのTKAクリニカルパス

Ⅲ. 患者用クリニカルパス

注意事項

1) あくまで標準的な指標であり，それを守る最大限の努力をしても結果的にバリアンスが生じることは仕方がないものとして受け止めることが肝要である．
2) 最も重要なことは，バリアンスの解析とプロセスの見直しを繰り返すことである．特に，バリアンスが生じクリニカルパスから逸脱してしまった患者は，不要な不安感やストレスを感じ心理的なケアが必要となることがある．

　患者に手渡す，入院から退院までの治療，検査などを具体的に明示した経日的入院予定表である．通常，最も患者に寄り添う機会が多い看護師が中心になって，医療者用クリニカルパスを参考にして作成・運用されている[5]．

　医療者用クリニカルパスと違い平易な言葉で書かれており，これを用いて説明することによって，患者は入院中の治療経過の流れをつかんで，入院生活，手術，リハビリテーションなどに対する不安が軽減することが期待される．患者自身で目標を設定しやすくなり，術後リハビリテーションの意欲の向上につながる．必要な医療行為をある程度患者自身が把握できるので，万一，間違った医療行為を施されそうになったときに自身で拒否することができるなどの利点がある．

文献

1) 野村一俊：関節疾患のクリティカルパス．リウマチ科．2003；30(5)：490-502．
2) 佛淵孝夫：【整形外科におけるクリティカルパス】整形外科におけるクリティカルパスの導入と活用．整・災外．2004；47(5)：421-6．
3) 松野誠夫，他編：人工膝関節置換術 基礎と臨床．文光堂，2005，p410-6．
4) 林 良一，他：【整形外科におけるクリティカルパス】人工膝関節手術のパス 人工膝関節置換術のクリティカルパス．整・災外．2004；47(5)：705-11．
5) メディカ出版整形外科看護編集部：フローチャートでわかる整形外科疾患別看護マニュアル．整形外科看護．2002；秋季増刊：1-288．

（副島 崇，志波直人）

第9章 変形性膝関節症の術前・術後リハビリテーション法

3 術前・術後リハに関する提案・推奨事項

Point

- 変形性膝関節症に対する手術的治療は，高位脛骨骨切り術（HTO），人工膝関節単顆置換法（UKA），人工膝関節全置換術（TKA）などが代表的である。
- HTOでは固定性が得られた後に可動域エクササイズ，体重負荷を開始するが，UKA，TKAでは術直後から可動域エクササイズや体重負荷を開始できる。
- HTOでも術直後に固定性が得られているのであれば，術直後から開始できる。
- TKAを代表として術前・術後リハビリテーション（リハ）に関する提案・推奨事項を記載する。

I. 術前リハの提案・推奨

TKAの対象患者のほとんどが高齢者であり，心疾患，呼吸器疾患，消化器疾患，糖尿病といった疾患を合併している場合が非常に多い。また，消炎鎮痛薬，睡眠薬，安定薬などの薬を内服している高齢者も多い。術前に十分な患者評価を行い，コミュニケーションを十分にとることで，お互いの信頼を得ておくことは重要である。

1 — TKAの術前評価

a 合併症の有無

心血管疾患，呼吸器疾患，糖尿病などが特に注意を要する。TKAが可能ということで重篤な合併症はないと考えてよいが，術後の状態を想定する上でも把握しておく必要がある。

b 膝関節可動域（拘縮や不安定性の有無）

術前の膝関節可動域は必ず評価しなければならない。拘縮は術後訓練の阻害因子であり，術前からの可動域エクササイズや筋力強化エクササイズにより，できるだけ改善しておく。膝不安定性は，手術自体の成績を左右する重要な因子である。手術により改善されるべき問題であるが，術前に評価できていれば術後の装具導入などが円滑に行える。

6 — 退院時のパンフレット[11]

退院に向けて術前の評価に基づき退院時の指導を行う．人工関節に関する一般的な注意事項は「人工関節のしおり」を配布し説明する（図11）．自宅へ帰る場合は家屋の構造や周囲環境への対応を考慮する．また，退院後のリハコントロールをどこで行うか，必要があれば紹介状を渡す．身体障害者手帳の内容を変更すべき場合には退院までに記載する．

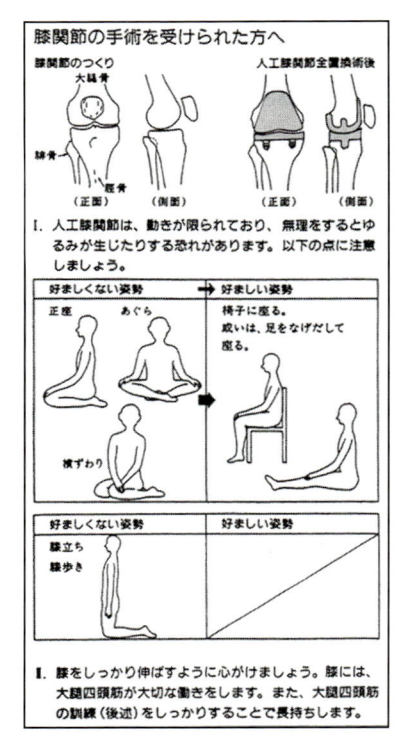

図11 人工関節のしおり

文献

1) 千田益生：下肢筋力の経年変化 用手力量計による測定．リハ医．1987;24(2):85-91.
2) 木下 篤，他：徒手筋力計による全身的筋力評価 複数動作の総和筋力を指針として．リハ医．1999;36(4):237-9.
3) Podsiadlo D, et al:The timed "Up & Go": a test of basic functional mobility for frail elderly persons. J Am Geriatr Soc. 1991;39(2):142-8.
4) 池上直己，他編：臨床のためのQOL評価ハンドブック．医学書院，2001, p34-44.
5) 米本恭三，他編：「CLINICAL REHABILITATION」別冊 リハビリテーションにおける評価．第2版．医歯薬出版，2002, p37-56.
6) 千野直一，編：現代リハビリテーション医学．第2版．金原出版，2004, p169-83.
7) 肺血栓塞栓症/深部静脈血栓症（静脈血栓塞栓症）予防ガイドライン作成委員会：肺血栓塞栓症/深部静脈血栓症（静脈血栓塞栓症）予防ガイドライン．2004.
8) Shiota N, et al:Changes in LPIA D-dimer levels after total hip or knee arthroplasty relevant to deep-vein thrombosis diagnosed by bilateral ascending venography. J Orthop Sci. 2002;7(4):444-50.
9) 千田益生：人工股関節全置換術におけるTumble Formsを用いた関節可動域訓練の試み．運動療物理療．2001;12(4)329-33.
10) 千田益生：リハビリテーション医療におけるリスク管理 転倒予防パンフレット及びリハビリテーション同意書の試作．リハ医．2001;38(12):973-7.
11) 千田益生，他：変形性膝関節症のリハビリテーション 変形性膝関節症における全人工膝関節置換術前後のリハビリテーション．リハ医．2005;42(4):257-62.

〔千田益生〕

第9章 変形性膝関節症の術前・術後リハビリテーション法

4 術後リハの危険性

Point 術後リハで注意すべき事項

- 術後リハの危険性として最も注意すべきは深部静脈血栓症と肺塞栓症である。
- 転倒予防が重要であり，患者本人に十分な注意喚起を要する。
- アンダーソン・土肥の基準などを守り，心肺機能障害に留意する。
- 複合性局所疼痛症候群は早期に発見し対応しなければ関節を動かせなくなるので注意を要する。
- 人工関節や骨切り術術後の可動域エクササイズなどで，乱暴な他動運動を行うと異所性骨化が起こる場合がある。
- 膝関節手術では稀であるが，感染症にも注意が必要である。

I. 深部静脈血栓症（DVT）・肺塞栓症（PE）

症例：71歳女性，第12胸椎の軟骨肉腫があり両下肢の不全麻痺を呈していたため（図1），除圧固定術を施行された。術後，順調にリハビリテーション（リハ）を行い，術後10日目にリハ室で立位訓練を行っていたところ，担当理学療法士（PT）が，下肢が腫れているのに気づき，下肢を弾力包帯で圧迫した。当日，患者は帰室後に心停止を起こした。術後の深部静脈血栓症から肺塞栓を起こした結果である（図2）。幸い蘇生され最終的には後遺障害を残さずに退院したが，一歩間違えれば死亡していた。

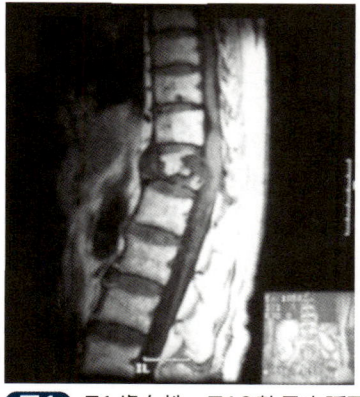

図1 71歳女性。T12軟骨肉腫両下肢不全麻痺

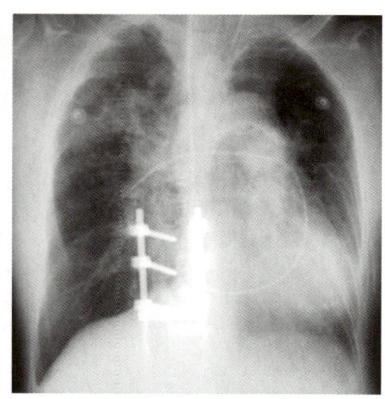

図2 術後10日目

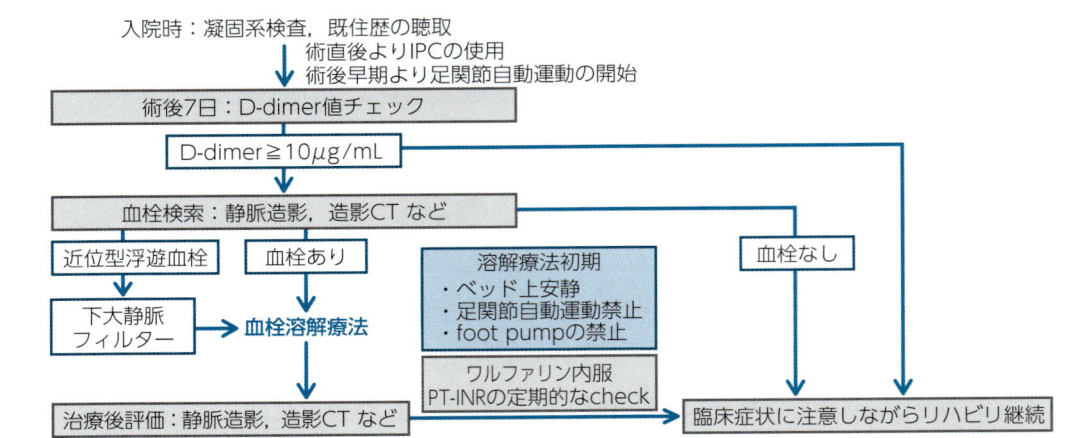

図3 術後7日目のD-dimer値を基準としたDVTフローチャート

　術後リハの危険性として最も心配しなければならないのは深部静脈血栓症(DVT)と肺塞栓症(PE)である。変形性膝関節症(膝OA)に対する人工膝関節全置換術(TKA)は深部静脈血栓症のリスクとしては高リスクに分類されている[1]。Shiotaら[2]は，D-dimer値が10μg/mLを術後7日目に超えた場合，DVTの発生が強く疑われると報告し，筆者らはその報告に従い術後7日目のD-dimer値が10μg/mLを超えた場合，DVTフローチャートに従いリハを中止し精査・血栓溶解療法を行ってきた(**図3**)。現在は，症状からPE，DVTの疑いがある場合に，対応するプロトコールを新たに作成し，フローチャートに従って治療するシステムになっている(**図4**)。病院ごとにフローチャートを作成し，病院全体で対応することが望ましいと考える。

　DVT，PEの予防法としては，早期離床が原則であり，そのほか弾性ストッキング，間欠的空気圧迫法などがある。また術前の歩行能力を向上させておくことも予防になると筆者らは考えている(**第9章-3**)。低分子ヘパリンは，TKA術後の血栓予防に有効であるとした報告があり[3]，Xa阻害薬は，TKA後のDVTの頻度を出血の頻度を増加させずに著明に低下させた[4]という報告もある。高リスク患者や高リスク手術では，間欠的空気圧迫法あるいは低用量未分画ヘパリンを投与することになっている。DVTとPEに関するガイドライン[1]が作成されているので参考にすべきである。

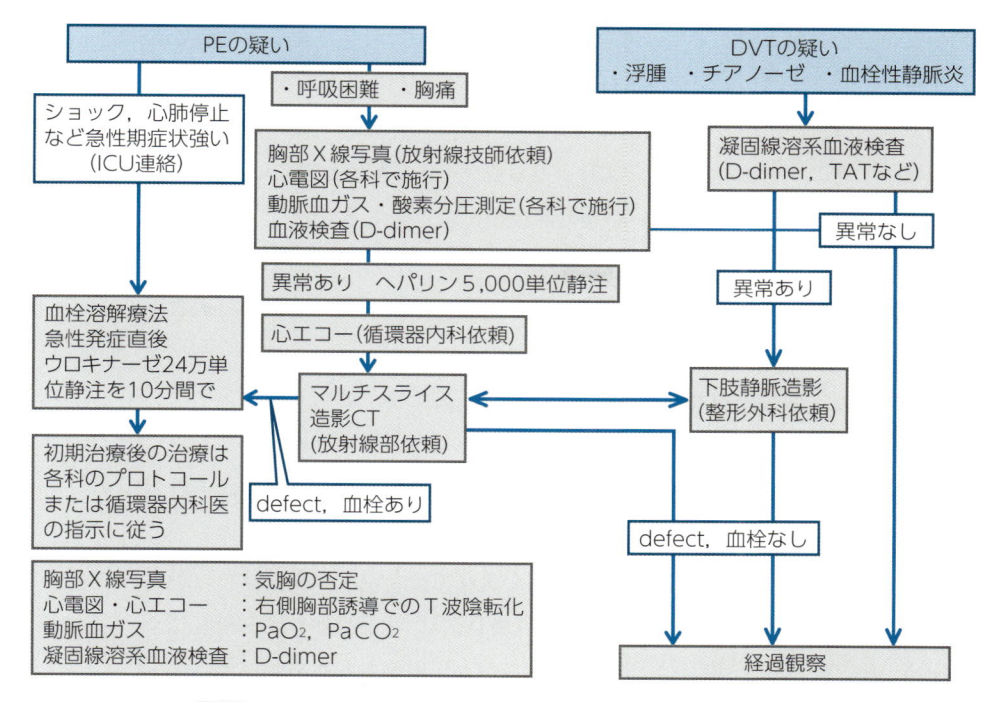

図4 PE，DVT疑いに対する新たなフローチャート（再掲）

II. 転倒

　術後のリハの危険性として転倒も重要である。リハ室内で転倒することは稀であるが，ちょっと目を離したときに転倒することがある。岡山大学附属病院（現・岡山大学病院）の転倒・転落インシデント・アクシデントレポートからの2年6カ月の集計データ（144件）の内容による[5]と，まず年齢では70歳代が最も多く，60〜80歳で全体の約50％を占めていた。

　転倒場所としては，ベッドサイドが最も多く約半数であり，ついで廊下，トイレの順であった。ベッドサイドや廊下での転倒では，トイレに行こうとしてベッドサイドで転倒したとか，トイレに行こうとして廊下で転倒というように，トイレ動作に関係した転倒が非常に多かった点に注意が必要である。

　転倒した患者で，催眠鎮静薬，鎮痛薬，抗精神病薬および糖尿病治療薬を服用していたのは全体の約50％であり，薬剤による影響も重要である。服用していた薬剤としては，催眠鎮静薬が最も多く，ついで鎮痛薬であった。服用方法を守らず，眠れないからといって催眠鎮静薬を多く飲む患者もみられ，医療従事者にとって薬の服用は特に注意を要する。

　ベッド上の坐位が自分でとれ，ある程度動くことができるが，病棟内の歩行を自由に行うには危険な患者が最も転倒の危険性が高かった。トイレなどに行

きたいとき，看護師を呼ぶように言われていても，自分で行こうとして転倒してしまったという事例などが報告されていた。

履物ではスリッパが最も多く，全体の約80％を占めていた。病院内ではスリッパを履いて過ごす患者が多いが，スリッパは脱げやすく転倒しやすい。

時間帯では，0時から8時の，いわゆる深夜帯に多く発生していた。深夜帯は看護師の数が少なく，患者はトイレに行こうとしたとき，看護師を呼ぶように指示されていても遠慮して言わずに行こうとしたり，頭がボーッとした状態で行ってしまったりという状況が報告されていた[5]。

転倒はどうしても起こるものである。岡山大学病院では，転倒予防パンフレット（図5）を作成し，患者にも転倒の危険を認識してもらうように努力している[6]。パンフレットの内容は，まず1番目として，「スリッパやサンダルは止めましょう」という内容であり，2番目は，「ベッドからの起きあがり，夜のトイレは足元に注意して」である。3番目は，「床が濡れていないか，段差はないか確認して歩きましょう」という項目であり，4番目には，「手すりや杖を利用しましょう」と記載した。5番目は，「足元がふらつく作用がある薬を飲んでいませんか」と薬に関した内容であり，最後は，「不安な時は，主治医，看護師に相談しましょう」というものである。見やすい絵と簡単な注釈をつけ，高齢者に理解しやすいように心がけた。患者に転倒の危険性について認識してもらうことが重要である。

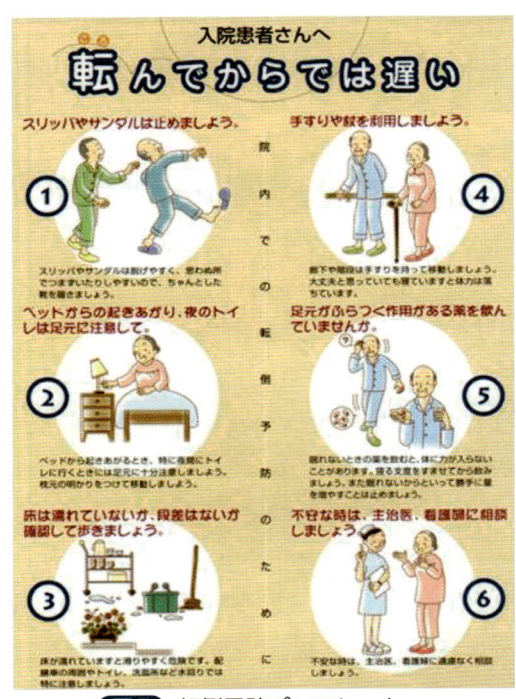

図5 転倒予防パンフレット

III. 心肺機能障害

　膝OAで手術を受ける患者は，高齢者が多い．様々な合併症を持っている場合がほとんどである．クリニカルパスに従ってリハを行うわけであるが，注意を怠ると大変なことになる．リハ前の血圧，脈拍，自覚症状は必ずチェックすべきである．リハ中でも，気分不良，動悸，冷や汗，胸痛などの症状が出たときには，必ずPTに伝えるように前もって患者に説明しておく．アンダーソン・土肥の基準，その他，循環器系の禁忌，中止基準を守って安全に行う（**第4章-8**）．終了時にも血圧や脈拍はチェックすべきである．心停止などの事態が生じたときの対応は常に考えておく必要がある．AEDの場所，どのような手順で蘇生を行うかなど，少なくとも年1回のトレーニングは必要であると思われる．リハ中の心停止は，DVTの項でも記述したように十分起こりうる．

IV. 複合性局所疼痛症候群（CRPS），反射性交感神経性ジストロフィー（RSD）

　膝関節手術術後に灼熱痛と表現される自発痛，疼痛刺激ではない刺激で疼痛が生じる異痛症，膝の腫脹，膝関節可動域制限，皮膚症状，発汗過多，骨萎縮などの症状が出現することがあり，複合性局所疼痛症候群（CRPS）と呼ばれている．末梢神経損傷を伴わない場合をCRPS type1，末梢神経損傷を伴う場合をCRPS type2と分類する[6]．以前より反射性交感神経性ジストロフィー（RSD）やSudeck骨萎縮，causalgiaという名称で知られている病態である．膝関節術後に手術創部や膝関節が腫れて痛みがあり，可動域制限，発汗過多が出現した場合には，本症を疑う必要がある．感染症との区別は血液所見や局所症状で行う．治療としては，ノイロトロピン®投与，交感神経ブロックなどを行う．温熱療法や可動域エクササイズを行う必要があるが，愛護的に行う．早期に発見し対応しなければ最終的には疼痛が強く関節を動かせなくなるので注意を要する．

V. 異所性骨化

　人工関節や骨切り術術後の可動域エクササイズなどで，乱暴な他動運動を行うとその部位に異所性骨化が起こる場合がある．外傷による刺激によって起こり，症状は疼痛，軽度の腫脹，熱感などである．血清アルカリフォスファターゼ（ALP）値の上昇，CRPの軽度上昇を認め，しだいに関節可動域が減少する．X線所見では，関節周囲の淡い石灰化像を呈し，数カ月で線状や塊状の骨化像となる．病理的には，石灰化像ではなく骨梁構造を認める．急性期には，局所

の刺激を避け，安静やNSAIDsの投与，エチドロン酸の投与を行う．慢性期には，愛護的な可動域エクササイズを続け可動域の改善を図る．困難な場合は骨化の摘出を行うこともあるが，CRPやALPが正常化してX線上で骨成熟が完成してから行う[7]．乱暴な可動域エクササイズは決して行ってはならない．

VI．感染症

膝関節手術で稀であるが起こるのが，感染症である．人工関節置換術術後では，3〜4日の抗菌薬投与が一般的である．ドレーンは閉鎖式を使用し，48時間後に抜去する[8]．術後膝関節の発赤，腫脹，疼痛，発熱，白血球増多，CRP亢進などがあれば疑う必要がある．関節液や滲出液の培養で陽性であれば確定診断である．感染症が確定診断されれば，可動域エクササイズは基本的には禁忌であり，抗菌薬の投与，関節洗浄など感染症に対する治療を行う．

●リハビリテーション同意書（第9章-3 p199の図3参照）

岡山大学病院では，膝OAをはじめ，すべての疾患に対するリハを開始する前に，リハの効果，リハを受けなかった場合，リハにおける合併症などを説明し，患者に理解してもらっている．合併症として，リハ訓練中の転倒，DVT発生，心肺機能異常などを記載している．リハ訓練中に痛みや疲労などの異常を感じた場合には，必ず担当訓練士に伝えるように指導している[9]．リハを行うことで生じる危険性について説明し，同意書にサインをもらい，患者自身も気をつけてほしい旨を理解してもらっている．リハを行う際，医療サイドだけが配慮していても事故を減らすことは難しい．患者自身に気をつけてもらうことが事故を防ぐ効果的な手段であると考える．

文献

1) 肺血栓塞栓症および深部静脈血栓症の診断，治療，予防に関するガイドライン（2009年改訂版）．2009, p52.
2) Shiota N, et al：Changes in LPIA D-dimer levels after total hip or knee arthroplasty relevant to deep-vein thrombosis diagnosed by bilateral ascending venography. J Orthop Sci. 2002；7(4)：444-50.
3) Fuji T, et al：Prevention of postoperative venous thromboembolism in Japanese patients undergoing total hip or knee arthroplasty：two randomized, double-blind, placebo-controlled studies with three dosage regimens of enoxaparin. J Orthop Sci. 2008；13(5)：442-51.
4) 冨士武史, 他：股関節骨折手術施行後の静脈血栓塞栓症の予防に対するfondaparinux sodiumの有用性．骨折．2008；30(1)：206-9.

5) 千田益生, 他：【高齢者の転倒・転落】転倒・転落の予防と対策 運動療法. 骨粗鬆症治療. 2010;9(3):232-8.
6) 国分正一, 他, 監. 中村利孝, 他編：標準整形外科学. 第10版. 医学書院, 2008, p413.
7) 国分正一, 他, 監. 中村利孝, 他編：標準整形外科学. 第10版. 医学書院, 2008, p413.
8) 国分正一, 他, 監. 中村利孝, 他編：標準整形外科学. 第10版. 医学書院, 2008, p244-5.
9) 千田益生：リハビリテーション医療におけるリスク管理 転倒予防パンフレット及びリハビリテーション同意書の試作. リハ医. 2001;38:973-7.

（千田益生）

第10章

変形性膝関節症とロコモティブシンドローム

膝OAの早期発見・治療，およびロコモティブシンドロームの予防の重要性を解説しています。

第10章 変形性膝関節症とロコモティブシンドローム

変形性膝関節症の早期発見・治療とロコモティブシンドロームの予防

Point

- ロコモティブシンドローム（ロコモ）や運動器不安定症に起因する要支援・要介護の予防のためにも，変形性膝関節症（膝OA）の予防と早期発見・早期治療が重要。
- 個々の運動療法指導のみならず，生活環境までを包括したアプローチが必要。
- 小児期における運動器障害を予防することは，将来のロコモの予防にもなる。
- 膝OAは保存的治療が基本だが，変形が進行したり疼痛が増強したりすることで，日常生活に支障をきたした場合には，膝関節専門医に紹介し，手術療法を含めた検討を行う。

I. 変形性膝関節症とロコモティブシンドローム

1 ― 現代社会における変形性膝関節症とロコモ

　超高齢化社会を迎えたわが国では，多くの人が腰痛や関節痛を訴えている。関節痛の中でも最も多い膝OAの推計人口は2,530万人である[1]。40歳以上の男女1,175人を対象とした調査では，63％の人が膝痛を訴えていたが，その中で病院受診者は4人に1人であったとされている[2]。中高年の多くが膝痛を訴えているものの，病院を受診していない人が多いためロコモや運動器不安定症となり要支援・要介護になる危険性が高い。したがって，要支援・要介護の予防のためにも膝OAの予防と早期発見・早期治療が重要である[3]。その目標である疼痛の軽減，関節機能の維持・改善を達成するには，筋力訓練や関節可動域エクササイズなどの運動療法や，柔軟性，バランス能や筋力の獲得のための有酸素運動（体操）の指導のみならず，生活環境までを包括したアプローチが必要である。

2 ― 小児とロコモ

　また，膝OAには，加齢や肥満，筋力低下に伴う一次性関節症とスポーツ傷害後などの二次性関節症がある（図1）。特に現代の子どもたちは，運動をしない子どもとしすぎる子どもの二極化が進んでおり，両群とも将来のロコモ予備軍であるため，「子どもからのロコモ予防！」も肝心である。特に整形外科医の学校医は少ないので，運動器の学童期検診などの必要性を行政に訴え，「運動

器」の大切さを啓発する必要性があると考えている[3]。

II. まとめ

　膝OAに対しては，地域の臨床医が早期に診断し，減量などの生活指導を含めた基礎療法，理学療法や薬物療法などの保存的治療を行うことが基本である[3〜5]。変形が進行したり疼痛が増強したりすることで，日常生活に支障をきたした場合，安易に保存療法を継続するのではなく膝関節専門医に紹介し，手術療法を含めた検討を行うべきである(図1)。

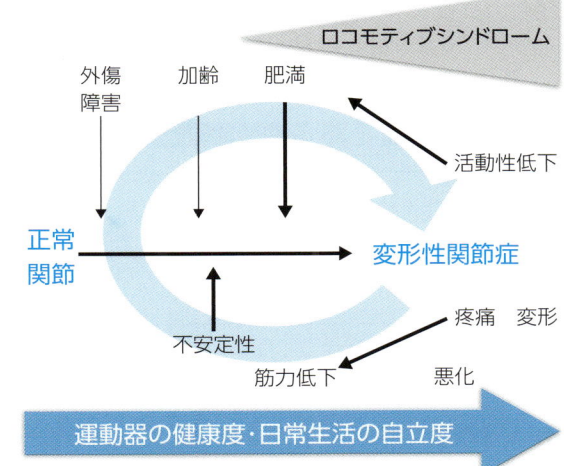

図1 変形性膝関節症の病態
症状悪化の要因を断ち切ることで病期の進行を止め，自立度を高めることが肝要である。

　最後に，超高齢化社会を迎えたわが国では，健康寿命の延伸のためにも変形性関節症，ロコモ，サルコペニアやメタボリックシンドロームに対する包括的予防と早期発見・早期治療が重要である。また，小児期における運動器障害を予防することは，将来のロコモの予防にもなることを理解する必要がある。

文献

1) Yoshimura N, et al：Prevalence of knee osteoarthritis, lumbar spondylosis, and osteoporosis in Japanese men and women：the research on osteoarthritis/osteoporosis against disability study. J Bone Miner Metab. 2009；27(5)：620-8.
2) 科研製薬，生化学工業：「ヒザ」の痛み，あきらめていませんか？ [http://e-kansetsu.jp/question/index.html]
3) 帖佐悦男：【ロコモティブシンドローム　高齢社会における運動器障害の予防】一般診療とロコモティブシンドローム　地域におけるロコモティブシンドローム対策．治療学．2010；44(7)：791-4.
4) 鳥取部光司，他：変形性膝関節症に対する運動療法とヒアルロン酸製剤の短期臨床効果の検討．運動療物理療．2009；20(1)28-32.
5) 帖佐悦男：【変形性膝関節症をめぐる進歩】(Part 4)変形性膝関節症の保存療法　変形性膝関節症に対する運動療法．Bone Joint Nerve. 2012；2(1)：91-7.

〔帖佐悦男〕

索引

数字・欧文

数字
Ⅰ型コラーゲン 15
Ⅱ型コラーゲン 13
Ⅹa阻害薬 204

A
α運動神経の活動性 116
AAOSガイドライン 135
ADL評価 196
Akagi line 179
AV impulse system® 199

B
β-TCP人工骨 173
Barthel Index 9, 196
biofeedback system 57, 78, 201
BMI 27, 48
Borg scale 112
BS 100

C
CKD 129
closed kinetic chain (CKC) 56, 65, 81, 89
closed wedge法 167
COX 125
COX-1 127
COX-2 127
―― 選択的阻害薬 127
CPM 200
crepitus 34
CRPS 207
CR型 167, 177

D
Duke-Simpson膝装具 201
duty cycle 100

E
EMS 100
EPT 100
extension lag 189

F
face scale 6
FES 100
FIM 9, 196
fixed型 178
flange 171
Flowtron® system 199
FTA 167, 182, 189

G
GAG
 ⇨ グリコサミノグリカン

H
HTO 165, 169, 195

J
JKOM 9, 32, 96, 191
JOAスコア 9
JOSスコア 191

K
Karvonenの式 110
Kellgren-Lawrence分類 3, 25, 38
knee OA computer assisted diagnosis 39
KOOS 191

L
lateral thrust 18, 36, 147, 177
LCL用膝装具 201
LOCOMOスタディ 25

M
McGill pain questionnaire 6
MCI 28
MCL用膝装具 201
measured resection法 183
medial knee thrust gait 21
metal augmentation 179
midsulcus line 179
Mikulicz線 12
MMSE 28
mobile bearing型 178

N

NIHコンセンサス会議 139
NSAIDs 124
　──外用薬 132

O

OARSIガイドライン 135
ON 181
opener 172
opening wedge法 167, 169
open kinetic chain（OKC） 56, 89
O脚 36

P

patella grinding test 33
PCO 177
PD強調画像 40
PGC1α 119
PGE_2 125
PGG_2 125
PGH_2 125
PS型 167, 177

Q

QOL評価 196
Q角 13

R

RCT 62
RDC 140
RM 59
ROADスタディ 25
ROMエクササイズ
　⇨ 関節可動域エクササイズ
Rosenberg撮影 37

S

screw home movement 11
SDS 197
self-alignment機構 178
SERM 141
SF-36® 9, 191, 196

SLRエクササイズ
　⇨ 下肢伸展挙上エクササイズ
SMD 8
spin-out現象 178
STAI 197
stair climbing test 96
starting pain 6, 33
subvastus法 170

T

T1ρマッピング 40
T1強調画像 40
T2マッピング 40
T2強調画像 40
TENS 100, 156
TES 100
timed up and go test 96, 196
TKA 165, 176, 195
TMD 8
toe-in 21
toe-out 21
Tumble Forms® 200
TXA_2 125
TypeⅠ線維 101
TypeⅡ線維 101

U

UKA 165, 181, 195

V

visual analog scale（VAS） 6

W

WOMAC® 9, 32, 191
Wrisberg靱帯 15

和文

あ
アイスパック 156
アキレス腱 86
アグリカン 13, 132
アスピリン喘息 129
アライメント 188
アラキドン酸 126
アレンドロネート 142
アンダーソンの基準 110
　　──・土肥の基準 111
足装具 50
足底挿入型足底板 149

い
易感染性宿主 43
胃腸障害 129

う
うつ病 197
運動強度 59

お
オーバービュー式 193
オールインワン式 193
岡山大式 Mark II 177
温熱療法 156

か
ガスメディエーター 2
下肢アライメント 150
下肢機能軸 12
下肢伸展挙上エクササイズ 64, 76
下腿周径 8
荷重軸 188
鷲足 16
　　──炎 57
外側側副靱帯 13
　　──用膝装具 201
外側半月板 15
外反動揺性 177

核酸増幅法 43
滑液包 16
滑膜表層細胞 16
活性型ビタミン D_3 141
間欠的空気圧迫法 204
患者用クリニカルパス 194
関節液 35
関節可動域エクササイズ 54, 64, 69
関節鏡視下デブリードマン 165
関節原性筋抑制 116
感染性関節炎 177

き
機能的電気刺激 100
機能的膝外反装具 146
拮抗筋 94
弓状膝窩靱帯 13
急速破壊性股関節症 140
距骨下関節固定型足底板 149
筋力強化エクササイズ 54, 64, 69
筋力評価 7

く
クリニカルパス 175, 192
　　医療者用── 194
グリコサミノグリカン(GAG) 40, 117
屈曲筋群 16
屈曲拘縮 35, 164

け
ケミカルメディエーター 2
脛骨顆部不顕性骨折 43
軽度認知障害 28
経皮的電気神経刺激 100, 156
血圧上昇 58
血友病性関節症 45
健康関連 QOL 9

こ
こわばり 34
コラーゲン 13

股関節外転筋 72
　　──エクササイズ 82
股関節屈曲筋 72
股関節周囲筋力 64
股関節内転筋 87
抗CCP抗体 42
抗RANKL抗体 141
高位脛骨骨切り術 165, 169
高周波性筋疲労 103
後十字靱帯 12
硬性装具 146
極超短波 156
骨リモデリング 138
骨移植 179
骨格筋電気刺激 100
骨強度 139
骨棘 34
　　──形成 34
骨刺激 100
骨質 139
骨嚢胞 3
骨密度 139

さ
サイズの原理 101
　　逆── 101
サブスタンスP 133
サルコペニア 213
細胞外基質 13
酸化架橋 139
三次元下肢アライメント評価システム 39

し
シクロオキシゲナーゼ 125
シャルコー関節 4, 44, 177
ジアテルミー 156
刺激周波数 102
指数関数的漸増波 104
自転車エルゴメータ 58

膝蓋靱帯 13
膝外反装具 147
膝関節屈曲筋力 64
膝伸展等運動性運動 64
膝痛有病者数 27
膝疼痛図表 6
膝内反モーメント 18
湿布式表在性温熱療法 156
車軸蝶番関節 11
斜膝窩靱帯 13
手術療法 164
術前評価 195
消化管障害 129
昇降式椅子 51
上肢筋力強化 65
上腕二頭筋 72
食細胞様細胞（A細胞） 16
神経病性関節症 44
心血管イベントリスク 131
心血管疾患におけるリハビリテーションに関するガイドライン 112
伸展筋群 16
深部静脈血栓症 191, 197
人工膝関節単顆置換術 165, 181
人工膝関節全置換術 165, 176

す
スウェーデン式膝装具 201
スクワット 19, 72, 81, 89
ステロイド関節内注射 124
水中エクササイズ 58

せ
セラバンド® 65, 72
正座椅子 51
脆弱性骨折 140
石灰沈着 42
線維芽細胞様細胞（B細胞） 16
選択的エストロゲン受容体モジュレーター 141

前・後半月大腿靱帯 15
前十字靱帯 12

そ
増殖前網膜症 113
足関節底背屈エクササイズ 85
足関節底背屈筋 72
　　──力 64
足底板 149
速筋線維 101
側方動揺 164

た
体格指数 ⇨ BMI
太極拳 72
大胸筋 72
大腿脛骨角 12, 182
大腿骨顆部骨壊死 181
大腿骨内顆部無腐性骨壊死 140
大腿四頭筋 16, 72
　　──エクササイズ 64, 76
大腿周径 8
大腿二頭筋 16
単純網膜症 113

ち
遅筋線維 101
治療的電気刺激 100
超音波療法 156

つ
杖 152
杖先ゴム 50

て
テリパラチド 142
手持ち筋力計 7
低血糖症状 58
低分子ヘパリン 200, 204
低用量未分画ヘパリン 204
転倒予防パンフレット 206
電位治療 100

電気刺激 94

と
トロンボキサン A_2 125
徒手筋力テスト 7
等運動性運動 65
等運動性筋力強化 71
等運動性筋力測定法 7
等運動性負荷装置 71, 72
等尺性運動 58, 59, 65
等尺性筋力強化 71
等尺性収縮 56
等張性運動 59, 65
等張性筋力強化 71
等張性収縮 56
疼痛 150
糖尿病における運動療法の禁忌 113
特発性大腿骨顆部骨壊死 43

な
内側型OA 169
内側膝蓋大腿靱帯 13
内側側副靱帯 13
　　──用装具 201
内側半月板 15
内反膝 36
内反モーメント 147
軟骨基質 2
軟骨代謝 90, 131
軟性装具 146

に
認知症 28

ね
熱傷 160

は
ハイブリッドトレーニングシステム 94
ハムストリング 72
　　──ストレッチ 85
バランスエクササイズ 54

バランス能力　84
バリアンス　188, 193
パラフィン療法　158
パルス幅　102
背筋　65
肺塞栓症　197
廃用症候群　94
長谷川式簡易認知症スケール　197
半腱様筋　16
半膜様筋　16

ひ
ヒアルロン酸　16, 117, 124
ビスホスホネート　141
ピロリン酸カルシウム　42
非ステロイド性抗炎症薬 ⇨ NSAIDs
皮膚インピーダンス　102
肥満　69

ふ
プロスタグランジン　2, 125
プロスタサイクリン　125
プロテオグリカン　13, 117, 132
　　── 会合体　13
腹筋　65
副甲状腺ホルモン　141
複合性局所疼痛症候群　207
物理療法　58, 156

へ
ペントシジン架橋　139
変形性膝関節症（膝OA）
　一次性 ──　4
　二次性 ──　4
　── の年間発生者数　26
　── の年間累積発生率　26
　── の分類基準　32
変性半月板障害　44

ほ
ホームエクササイズ　65

ホスホリパーゼA_2　125
ホットパック　156
歩行器　152
歩数計　58

ま
慢性炎症　119
慢性腎臓病　129

め
メタボ構成要素　28
メタボリックシンドローム　25, 213

ゆ
有酸素運動　54, 64, 69

よ
腰椎　86
　── ストレッチエクササイズ　86

ら
ラジオ波療法　156
ラテラルスラスト ⇨ lateral thrust
ラテラルリリース　189

り
リウマチ反応（RF）　42
リセドロネート　142
リトラクター　169
リハ中止基準　110
　学会の ──　110
リハビリテーション同意書　198
リハプログラム　198
リポキシゲナーゼ　126
立位膝外側角　167, 189

れ
レーザー療法　156
轢音　34

ろ
ロイコトリエン　126
ロコモティブシンドローム　6, 212
老研式活動能力指標　9

編者

千田益生（せんだ ますお）
岡山大学病院総合リハビリテーション部部長／教授

1983年	岡山大学医学部 卒業
1987年	岡山大学大学院医学研究科（整形外科学専攻）修了 高知県立子鹿園医療係長
1990年	岡山大学整形外科助手
1993年	Australia Royal Perth Rehabilitation Hospital 留学
1997年	岡山大学整形外科講師
1999年	岡山大学医学部附属病院リハビリテーション部 助教授
2004年	岡山大学病院総合リハビリテーション部 部長
2007年	岡山大学病院総合リハビリテーション部 准教授
2010年	岡山大学病院総合リハビリテーション部 教授

日本リハビリテーション医学会 専門医／代議員
日本整形外科学会 専門医
日本運動器リハビリテーション学会 幹事
日本体育協会スポーツドクター
天満屋女子陸上部，ファジアーノ岡山チームドクター　など

変形性膝関節症の運動療法ガイド
保存的治療から術後リハまで

定　価（本体4,500円＋税）
2014年 5月24日　第1版

編　著　千田益生
発行者　梅澤俊彦
発行所　日本医事新報社　www.jmedj.co.jp
　　　　〒101-8718　東京都千代田区神田駿河台2-9
　　　　電話（販売）03-3292-1555　（編集）03-3292-1557
　　　　振替口座　00100-3-25171
印　刷　ラン印刷社
カバーデザイン　大矢高子

©Masuo Senda 2014 Printed in Japan
ISBN978-4-7849-6152-8　C3047　¥4500E

本書の複製権・翻訳権・上映権・譲渡権・公衆送信権（送信可能化権を含む）は
（株）日本医事新報社が保有します。
JCOPY　＜(社)出版者著作権管理機構 委託出版物＞
本書の無断複写は著作権法上での例外を除き禁じられています。複写される場合は，そのつど事前に(社)出版者著作権管理機構（電話 03-3513-6969，FAX 03-3513-6979，e-mail:info@jcopy.or.jp）の許諾を得てください。